Jan Becker
Mit Mental-Power zum Wohlfühlgewicht

Jan Becker mit Christiane Stella Bongertz

MIT MENTAL-POWER ZUM WOHLFÜHLGEWICHT

So hältst du beim Abnehmen durch

Mit 9 Schwarz-Weiß-Abbildungen

PIPER

Von Jan Becker liegen im Piper Verlag vor:
Ich kenne dein Geheimnis
Du wirst tun, was ich will
Das Geheimnis der Intuition
Du kannst schaffen, was du willst
Nichtraucher in 120 Minuten
Du kannst schlank sein, wenn du willst
Entspannt schaffst du alles!
Du kannst Wunder vollbringen
Mit Mental-Power zum Wohlfühlgewicht

Für Salomé und Samuel.
Denkt immer daran, ihr könnt schaffen, was ihr wollt.

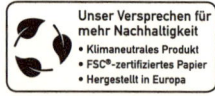
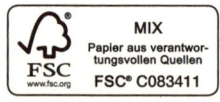

ISBN 978-3-492-06290-9
© Piper Verlag GmbH, München 2022
Illustrationen: Sven Binner
Satz: Eberl & Koesel Studio, Altusried-Krugzell
Gesetzt aus der Whitman
Litho: Lorenz & Zeller, Inning am Ammersee
Druck und Bindung: CPI books GmbH
Printed in the EU

INHALT

6

Pfeiler zwei: Der richtige Rahmen
**Oder: Warum es das Abnehmen beflügelt, jede Umstellung
der Lebensweise als Spiel zu betrachten, dessen Regeln
du bestimmst**

7

Pfeiler drei: Loslassen
**Oder: Wie du hinderliche Überzeugungen durch
konstruktive ersetzt und mit Schwung in ein neues,
leichtes Leben startest**

8

Pfeiler vier: Engagement
**Oder: Wie dein Abnehmprojekt ein spannendes Abenteuer
bleibt und du Hürden auf dem Weg zum Ziel überwindest**

VORWORT UND EINLEITUNG

EIN FREUND AN DEINER SEITE

In der Geschichte der Menschheit hat sich gezeigt, dass wir nur in Kooperation gemeinschaftlich unsere Visionen und Ideen umsetzen können. Deshalb stehe ich an deiner Seite und möchte dir mit diesem Buch all mein Wissen zur Verfügung stellen, um dein persönliches Vorhaben gemeinsam zu meistern. Dieses Buch ist dein Komplize – an guten wie an schlechten Tagen.

Denn egal ob beim Abnehmen oder bei anderen Projekten, die wir uns vornehmen, es wird immer mal wieder schwierige Tage geben. Dieses Buch soll dann wie ein Freund für dich sein, der einfach da ist, wenn es gerade mal hakt. Aber nicht nur das. Es soll auch dafür sorgen, dass du erst gar nicht so viele schwierige Tage erlebst. Es soll dich bei deinem Vorhaben immer unterstützen und dir so zu dauerhaftem Erfolg verhelfen.

Dabei ist dieses Buch kein eigenständiges Abnehmprogramm. Es ist als Ergänzung zu jeder beliebigen Diät oder jedem beliebigen Ernährungsprogramm gedacht. Ein Coach, der dich durch den Prozess des Abnehmens lotst und dich auffängt, aufrichtet und pusht, wenn es einmal Durchhänger gibt.

Das Buch ist in zwei Teile gegliedert. Im ersten Teil erfährst du, wie unmittelbar dein Körper und deine Psyche zusammenhängen, wie sich erst dadurch die handfeste Wirklichkeit deines Körpers formt und dass du die innere Kraft – die Mental-Power – besitzt, diesen Prozess jederzeit zu steuern. Im zweiten Teil lernst du, wie du diesen faszinierenden Zusammenhang für dich und den Erfolg deines Abnehmvorhabens nutzen kannst. Dort stelle ich dir die Grundpfeiler einer gelingenden Ernährungsumstellung und eines dauerhaften Gewichtsverlusts vor. Fünf Bedingungen, die erfüllt sein müssen, damit du jede Diät durchhältst, und die du systematisch abklopfen kannst, falls du auf ein Hindernis stößt. So kannst du schnell herausfinden, wo das Problem liegt – und direkt etwas dagegen tun. Dazu stelle ich dir hilfreiche Übungen vor, die nicht nur Spaß machen, sondern dir zudem Wow-Erlebnisse vermitteln und dich hautnah erfahren lassen, dass du der Erschaffer deiner Wirklichkeit bist. Denn du hast deinen Erfolg jederzeit in deiner Hand.

Apropos Hand: Falls du schon das eine oder andere Buch von mir gelesen hast, wirst du bemerkt haben, dass ich ein großer Anhänger des handschriftlichen Notierens bin. Alles, was wir fokussiert per Hand festhalten, schreibt sich in unser Unterbewusstsein[1] – viel nachhaltiger und tiefer als jede Notiz auf dem Computer oder Tablet oder jedes Voicememo auf dem Telefon.

Das Sprachzentrum und die Gehirnareale, die für die Handmotorik zuständig sind, sind direkt benachbart: Unser Sprachvermögen und der aufrechte Gang mit dem damit verbundenen Freiwerden der Hände haben sich im Laufe der Evolution zeitlich parallel entwickelt. Das Niederschreiben jedes Buchstabens mit seinen Schwüngen ist mit einer jeweils anderen motorischen Information verbunden, während das Drücken einer Taste auf dem Computer immer nahezu dieselbe Information ans Gehirn sendet. Zwar unterscheidet sich die Lage der Tasten, weshalb Menschen, die das Zehnfingersystem beherrschen, den gewünschten Buchstaben ohne hinzusehen treffen, die Handmotorik jedoch bleibt gleich. Es gibt inzwischen zahlreiche Studien, die belegen, dass das Aufschreiben von Hand dem Tippen auf elektronischen Geräten haushoch überlegen ist.

Handschriftliche Notizen helfen so mit, den Inhalt des Geschriebenen im Unterbewusstsein zu verankern – unser wichtigster Verbündeter, auch und gerade, wenn es ums Abnehmen beziehungsweise das Erlangen unserer Wunschfigur geht.

Darum ist meine Bitte an dich nun: Besorge dir ein schönes Notizbuch mindestens im Format DIN-A5. Falls du ein Tablet besitzt, auf dem man handschriftliche Notizen machen kann, funktioniert auch das. Doch bedenke – in Tablets lässt es sich nicht so gut blättern. Dazu besorge dir bitte einen Stift, der dir gut in der Hand liegt, ob Füller oder Kugelschreiber ist ganz egal. Wichtig ist, dass es dir Freude macht, damit zu schreiben.

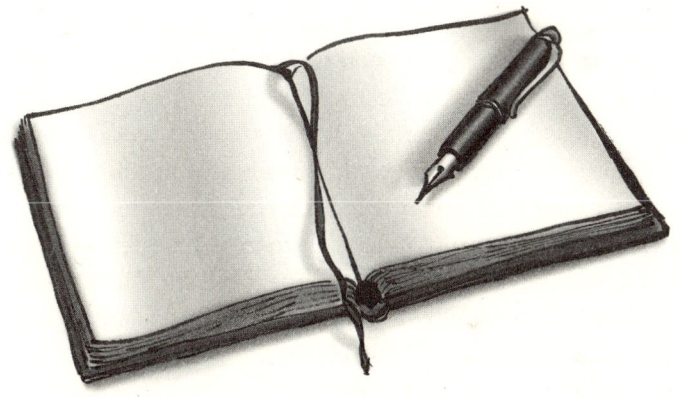

Der Sinn dieses Tagebuchs ist es, dich zu unterstützen, deine Abnehmziele zu erreichen. Bitte notiere darin – mit dem jeweiligen Datum – sämtliche Erfahrungen, die du mit den Übungen, Ritualen und Meditationen dieses Buches machst. Falls bei der jeweiligen Aktivität nichts anderes angegeben ist, schreibe einfach auf, wie du dich gefühlt hast und welche Erkenntnisse du beim Ausführen hattest.

Wenn du dir das Notieren zur Gewohnheit machst, wird dir immer klarer werden, was bisher dazu beigetragen hat, dass du in der Vergangenheit Diäten vorzeitig abgebrochen hast, oder warum deren Erfolg nicht dauerhaft war. Es führt dir aber auch vor Augen, was dich weiterträgt auf deinem ganz individuellen Weg zu deiner ganz persönlichen Wunschfigur. Und hast du diese erreicht, helfen dir deine Notizen dabei, deine Wunschfigur zu behalten.

Dieses Buch liest du am besten vor oder parallel zu deiner Ernährungsumstellung. Anschließend kannst du bei Bedarf immer mal wieder einen Blick hineinwerfen.

Auf diese Weise kann das Buch dich auch nach deiner Diät unterstützen: ein verlässlicher Freund, der immer für dich da ist.

Doch nun lass uns loslegen!

Dein Jan Becker

TEIL I

WIE DU MIT DEN VIER GRUNDELEMENTEN DEINER MENTAL-POWER DEINEN KÖRPER ERSCHAFFST

1

ELEMENT EINS: DEINE GEDANKEN ODER: WIE DU MIT DEINER VORSTELLUNGSKRAFT SOFORT DIE KONTROLLE ÜBER DEINEN KÖRPER ÜBERNIMMST

> *Es ist der Geist, der sich den Körper baut.*
> Friedrich Schiller

Zum Einstieg habe ich ein faszinierendes Experiment für dich. Es wird dir in wenigen Minuten das Wunder deiner Vorstellungskraft vor Augen führen. Du wirst merken, welche Macht du allein mit deinen Gedanken über deinen Körper hast. Du benötigst dafür lediglich zehn bis fünfzehn Minuten Zeit.

Bist du bereit? Dann los!

HEISS-KALTE GEFÜHLE
Ziehe dich an einen Ort zurück, wo du eine Weile ungestört bist. Setze dich bequem und mit geradem Rücken hin, sodass der Atem ungehindert in deinen Bauch fließen kann. Fixiere nun mit den Augen einen Punkt an der Wand vor dir. Lasse deine Atemluft einmal bewusst vollständig aus deinen Lungen herausströmen. Lass sie anschließend wieder tief durch die Nase einströmen, sodass sich deine untere Bauchdecke deutlich

wölbt. Dann atme wieder vollständig aus. Wiederhole das, bis du dich absolut entspannt fühlst. Nun spüre einmal in deine Hände hinein.

Du wirst wahrscheinlich feststellen, dass eine Hand wärmer ist als die andere. Konzentriere dich nun bitte zunächst auf diese wärmere Hand. Falls beide Hände gleich warm sind, wähle eine aus. Schließe dann deine Augen, fokussiere dich intensiv auf die gewählte Hand und denke zugleich an das Wort:

Wüstenhitze

Spüre die heiße Energie, die von dem Wort ausgeht, wie wenn du an einem heißen Tag aus dem Haus kommst und dir die Hitze des Mittags entgegenschlägt, sich dumpf über die Landschaft legt und das Atmen erschwert. Während du das Wort auf dich wirken lässt, stelle dir vor, du hieltest ein Stück nachglühende Kohle in der Hand, das du kaum festhalten kannst. Spüre die unglaubliche Hitze. Behalte diesen Fokus ungefähr ein, zwei Minuten bei. Öffne dann die Augen und vergleiche deine Hände.

Hast du es gemerkt?

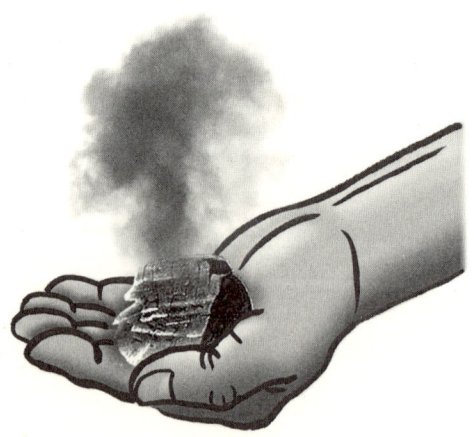

Der Temperaturunterschied zwischen den Händen ist deutlich größer geworden!

Im nächsten Schritt wiederholst du die Übung. Diesmal jedoch konzentrierst du dich ausschließlich auf die bisher kältere Hand. Wenn du danach die Hände vergleichst, sollte sich die Temperatur beider Hände in etwa angeglichen haben.

Nun bewegen wir uns in die entgegengesetzte Richtung. Konzentriere dich wieder auf eine deiner Hände. Doch dieses Mal denkst du dabei an das Wort:

Eiseskälte

Spüre die kühle Energie, die von dem Wort ausgeht wie von einem geöffneten Eisfach. Stelle dir nun vor, du hieltest in deiner Hand einen Eiszapfen, an dem deine Haut festfriert vor Kälte. Vielleicht hörst du das Eis leise knacken. Spüre, wie deine Finger kälter und kälter werden. Kälter und kälter. Konzentriere dich vollkommen auf diese Vorstellung. Etwa zwei Minuten lang. Du kannst dich dabei auf dein Zeitgefühl verlassen, auf ein paar Sekunden mehr oder weniger kommt es nicht an.

Vergleiche nun wieder beide Hände. Die Hand, auf die du dich fokussiert hast, sollte nun spürbar kälter sein als zuvor.

In einem letzten Schritt lenkst du wiederum deine gesamte Aufmerksamkeit auf die bisher wärmere Hand, während du dir das eiskalte Szenario vorstellst. Auch dieses Mal sollten sich beide Hände in der Temperatur angleichen.

In meinen Seminaren sorgt diese Übung immer für ein großes Aha Erlebnis. Sollte es bei dir noch nicht so gut geklappt haben, warst du vielleicht nicht ganz fokussiert, dann wiederhole die gesamte Übung einfach noch einmal.

JE MEHR SINNE DU IN DIE VORSTELLUNG EINBEZIEHST, UMSO DEUTLICHER REAGIERT DEIN KÖRPER

Dieses Experiment verdeutlicht dir sehr anschaulich, wie das, was du denkst, unmittelbar deinen Körper beeinflusst. Bitte halte deine Erfahrungen mit dieser Übung in deinem Notizbuch fest. Falls du einen oder beide Teile des Experiments mehrfach gemacht hast, schreibe auch auf, ob du unterschiedliche Ergebnisse erzielt hast – und woran das deiner Ansicht nach wohl gelegen hat. Vielleicht warst du einmal müde und das andere Mal nicht. Oder du konntest dich beim zweiten Durchgang besser konzentrieren als beim ersten.

Grundsätzlich ist es so, dass eine Vorstellung meist umso besser gelingt, je mehr Sinne wir imaginär in sie einbeziehen. Oft ist bei gedanklichen Vorstellungen ja von Visualisierungen die Rede. Das reduziert die Imagination allerdings auf die bildliche Vorstellung. Wenn du aber – soweit es im gewählten Szenario Sinn ergibt – noch das Hören, Riechen, Schmecken und Fühlen miteinbeziehst, kann das dazu beitragen, die Vorstellung plastischer zu machen und sie in ein körperlich spürbares Gefühl zu übersetzen. Je häufiger du dies übst, umso mehr werden deine Gedanken zu einer echten realitätsformenden Kraft, zur Mental-Power, die du willentlich einsetzen kannst – auch dazu, dein Wunschgewicht zu erreichen und deinen Wunschkörper zu formen.

Wie gewaltig der Einfluss gezielter Vorstellung auf die Körpertemperatur sein kann, wenn man sich den entsprechenden Gedanken nicht nur eine oder zwei Minuten, sondern über längere Zeit und voll fokussiert hingibt, zeigt eine bestimmte Form der Meditation tibetischer Nonnen, die sogenannte g-Tummo-Meditation, die von der Soziologin Maria Kozhevnikov näher untersucht wurde. Die beobachteten Nonnen sind in der Lage, ihre Körpertemperatur in Bereiche eines mittelhohen Fiebers, auf bis zu 38,3 Grad Celsius, zu heben. Dadurch können sie bei einer Umgebungstemperatur von minus 25 Grad Celsius nasse Kleidung am Körper trocknen. Um das zu erreichen, nutzen sie die gezielte Vorstellung einer Flamme im Bauchraum in Verbindung mit einer bestimmten Atemtechnik, der »Vasenatmung«, die dem inneren Feuer Nahrung geben soll.

Forscherin Kozhevnikov lernte die Atemtechnik von den Nonnen und brachte sie anschließend einigen westlichen Testpersonen bei, allerdings ohne die Vorstellung der inneren Flamme und weitere damit verbundene Ideen. Diese Probanden konnten ihre Körpertemperatur steigern, allerdings in deutlich bescheidenerem Umfang. Daraus ließ sich folgern, dass der wesentliche Anteil der Temperatursteigerung die mentale Vorstellung der inneren Flamme war.

Ist das nicht faszinierend?

Ich habe diese Beispiele übrigens nicht nur gewählt, um dir zu zeigen, dass und wie sich Gedanken unmittelbar auf den Körper auswirken. Auch beim Abnehmen ist die Körpertemperatur von zentraler Bedeutung. Je höher sie ist, umso größer ist in der Regel der Kalorienverbrauch. Wenn du dich zum Beispiel körperlich anstrengst, steigt sie – ein Indikator dafür, dass Energie verbrannt wird. Aber auch in der zweiten Zyklushälfte einer Frau ist die Körpertemperatur infolge physiologischer Prozesse um etwa 0,3 bis 0,5 Grad Celsius erhöht, wodurch sich der tägliche Kalorienverbrauch um etwa 100 bis 300 Kalorien vergrößert. Das klingt vielleicht erst einmal nicht viel, aber auf eine Woche gerechnet kommt so locker die Energie von ein paar Tafeln Schokolade, eines Burgers mit Pommes oder einer reich belegten Pizza zusammen.[2] Jede Übung – ob mental oder in Form von Sport –, die deine Körpertemperatur erhöht, steigert also auch deinen Energieverbrauch. Einfach in die Sauna gehen bringt hier allerdings nichts, denn dabei wird der Körper passiv aufgewärmt, muss also zur Temperatursteigerung nicht selbst beitragen, und das hat logischerweise keinen Einfluss auf die

Energieverbrennung. Dass du nach einem Saunabesuch dennoch für kurze Zeit leichter bist als zuvor, liegt am ausgeschwitzten Wasser.

Möchtest du den Temperatureffekt gezielt für dich nutzen, habe ich hier eine einfache Meditation zur Steigerung der Körpertemperatur für dich.

Wichtig: Falls dir die Vorstellung nicht sofort so perfekt gelingt oder du den Zeitaufwand von dreimal zehn Minuten pro Tag zu hoch findest, ist das kein Drama. Diese Übung ist nur eine Möglichkeit von vielen, deine Vorstellungskraft und damit deine Mental-Power beim Abnehmen zu trainieren. Sieh sie als Tool an, das du nutzen kannst – aber nicht musst. Hier stelle ich sie dir vor allem vor, um für dich erlebbar zu machen, wie du spür- und messbare körperliche Prozesse mit deiner Vorstellungskraft anstoßen kannst. Je mehr du dich in dieser Technik übst, umso versierter wirst du darin werden, deine Realität nach deinem Gusto zu formen – und damit auch deinen Körper.

DIE FLAMME IN DER HAND

Setze dich bequem hin.
Verschränke die Finger beider Hände ineinander.
Lasse dabei einen Daumen in die Höhe stehen, er wird von Daumen und Zeigefinger der anderen Hand fest umschlossen.
Folge mit deinen Gedanken dem Fluss deines Atems.
Spüre, wie er kühl und frisch durch die Nase einströmt, deinen Bauch ausfüllt – und dann langsam durch die Nase wieder ausströmt.
Atme tief ein.
Und aus.
Ein.
Und aus.

Spüre, wie deine Gedanken sich beruhigen.
Stelle dir nun vor, dass der Daumen eine Flamme ist.
Deine Hände sind die Kerze, die sie mit ihrem Wachs nährt.
Fixiere mit dem Blick die Daumenspitze oder schließe die Augen.
Stelle dir mit jedem Einatmen vor, wie dein Atem von deinen Lungen
durch deine Arme in deine Hände fließt und der Flamme Nahrung
gibt.
Sie wächst.
Wird größer.
Kraftvoller.
Spüre, wie dir mit jedem Einatmen wärmer und wärmer wird.

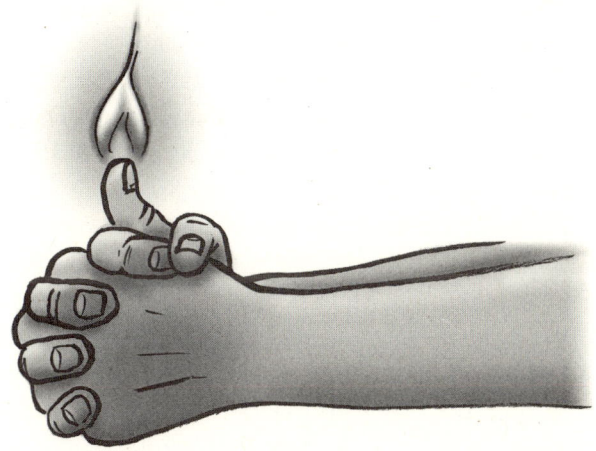

Wenn du diese Meditation fokussiert über mindestens eine Woche dreimal täglich zehn bis fünfzehn Minuten lang übst, solltest du bemerken, dass deine Pfunde noch leichter schmelzen. Sie wirkt auch sehr gut Stress entgegen, was ebenfalls positive Auswirkungen auf den Abnehmerfolg hat (mehr dazu später). Und bei beginnenden Infekten kann sie dein Immunsystem wirkungsvoll bei der Abwehr unterstützen. Solltest du feststellen, dass du von der Übung müde wirst, verkürze die Übungsdauer. Achte außerdem unbedingt darauf, genügend Wasser zu trinken, mindestens anderthalb bis zwei Liter täglich. Wasser benötigt dein Körper bei gesteigertem Energieverbrauch dringend, um die Stoffwechselprozesse zu unterstützen. Du kannst den Effekt der Übung fördern, indem du kühlende Nahrungsmittel wie Joghurt, Tomaten, Melone und Zitrusfrüchte isst, weil dein Körper dann noch mehr »aufheizen« muss.

DU KANNST DEINEN KÖRPER MIT DEINEN GEDANKEN TRAINIEREN

Du hast vielleicht schon mal etwas von der sogenannten Neuroathletik gehört, mit der unter anderem Fußballprofis der Bundesliga und Olympioniken ihre Leistung steigern. Neuroathletik ist eine relativ neue Trainingsform. Dabei werden mit gezielten Übungen, besonders der gehirnnahen Gesichts- und Mundmuskulatur, verschiedene Hirnareale aktiviert, die eine daran anschließende sportliche Performance deutlich verbessern können. So lief zum Beispiel die Sprinterin Gina Lückenkemper die 100 Meter in unter 11 Sekunden, nachdem ihr Neuroathletik-Trainer Lars Lienhard ihr unter anderem geraten hatte, die Zungenmuskulatur mit leichten Stromstößen einer 9-Volt-Batterie zu aktivieren. Da die Zunge über besonders viele Nervenbahnen mit dem nahen Gehirn verbunden ist, wird durch eine solche Stimulation ein starker Reiz ins zentrale Nervensystem geschickt, das daraufhin nachfolgende Reize besser verarbeitet und vernetzt.

Ein zweiter wichtiger Bereich der Neuroathletik, der ebenfalls einen Beweis für den enormen Einfluss der Vorstellungskraft liefert, ist die Idiomotorik, auch Carpenter-Effekt genannt. Benannt wurde der Effekt nach dem britischen Arzt und Wissenschaftler William Benjamin Carpenter, der ihn Ende des

19. Jahrhunderts erstmals nachgewiesen hat. Der Effekt besteht darin, dass die Muskeln nicht nur auf tatsächliche Bewegung, sondern bereits messbar auf Gedanken reagieren. Stellst du dir intensiv vor, wie du deinen Arm beugst und den Bizeps anspannst, reagieren die an einer solchen Bewegung normalerweise beteiligten Muskeln mit Anspannung, auch wenn du äußerlich nichts siehst. Umfasst du den Arm einer Person, während du neben ihr herläufst, kannst du zum Beispiel dank des Carpenter-Effektes spüren, in welche Richtung sie gehen möchte, denn die Muskeln auf dieser Körperseite spannen sich subtil an. So kannst du per Körperkontakt »Gedanken lesen«.

Und stellst du dir regelmäßig vor, wie du deinen Arm beugst, kannst du auf diese Weise deine Armmuskeln tatsächlich bis zu einem gewissen Grad trainieren. Dass Muskelzuwachs und -stärke allein durch geistiges Training nicht nur möglich sind, sondern geistiges Training auch eindrucksvolle Ergebnisse bringt, wurde mittlerweile in vielen Studien nachgewiesen. Zum Beispiel haben der bekannte US-amerikanische Physiologe Brian Clark von der Ohio University und sein Team vor ein paar Jahren 29 Freiwillige rekrutiert und deren Handgelenke fest eingegipst, sodass eine echte Bewegung unmöglich war. Die Teilnehmer wurden in zwei Gruppen eingeteilt. Die erste Gruppe sollte sich innerhalb eines gesamten Monats jeden Werktag jeweils elf Minuten lang voll darauf fokussieren, sich vorzustellen, das Handgelenk mithilfe der dazugehörigen Muskeln zu beugen. Die zweite Gruppe machte: nichts. Als der Gips abgenommen wurde, hatte die mentale Trainingsgruppe doppelt so starke Muskeln wie die Kontrollgruppe. Imponierend.

Ein Forscherteam um den Neurobiologen Kai Miller von der Universität Washington hatte wiederum festgestellt, dass die bloße Vorstellung physischer Aktivität exakt dieselben Gehirnareale aktiviert wie die tatsächliche Bewegung. Das ist eigentlich nur logisch, wenn man sich Carpenters Entdeckung vor Augen führt, denn die Muskeln *werden* ja tatsächlich angespannt. Was dabei im Gehirn geschieht, hatte bisher aber noch niemand so genau angeschaut. Natürlich bedeutet das nicht, dass du alleine durch gedankliches Training auf dem Sofa ein Sixpack bekommst oder plötzlich aussiehst wie Arnold Schwarzenegger. Aber gedankliche Unterstützung – wozu auch gezielte Fokussierung auf die jeweilige Übung während eines Muskeltrainings zählt – kann durchaus dazu beitragen, ein solches oder jedes andere sportliche Ziel schneller zu erreichen. Außerdem verhindert gedankliches Training Muskelabbau effektiv, wenn man etwa eine Weile das Bett hüten muss. Und es kann dazu beitragen, anschließend schneller wieder fit zu werden. Nebenbei fördert es auch die Durchblutung, und damit gehen weitere Vorteile einher wie etwa verbesserte Nährstoffversorgung verletzter Areale und dadurch potenziell eine raschere Heilung oder Erholung.

Weil an der gedanklichen und der tatsächlichen Aktion genau die gleichen Hirnareale beteiligt sind, lassen sich auch Geschicklichkeit und Reaktion per Gedankenkraft trainieren – darum gehen ambitionierte Trainer in allen Teamsportarten auch mit ihren Schützlingen bestimmte Szenarien theoretisch immer wieder durch. Gelungene Spielzüge anderer Mannschaften werden wiederholt angeschaut, analysiert und bewusst durchdacht. Auch an einem perfekten Aufschlag oder Elfmeterschuss lässt sich per Gedankenkraft feilen, und wer im Spiel oder Training unmittelbar davor noch einmal visualisiert, wo der Ball platziert werden soll, erhöht die Wahrscheinlichkeit stark, dass er tatsächlich dort landet. In einer Studie konnten Dartspieler ihre Treffsicherheit stark erhöhen, indem sie vor dem Wurf die ideale Wurfkurve visualisierten.

Sogar Flexibilität lässt sich gedanklich sofort erhöhen. An dieser Stelle habe ich darum eine weitere verblüffende Übung für dich (und falls du dich jetzt fragst, was das alles mit Mental-Power beim Abnehmen zu tun hat – dazu komme ich in Kürze):

DER WUNDERSAME DREHWURM

Stelle dich stabil hin und strecke die Arme seitlich aus wie ein großes T. Mache an beiden Händen eine Faust, nur den Zeigefinger streckst du aus. Drehe nun langsam deinen Oberkörper nach hinten, die Hüften bleiben dabei stabil und zeigen weiter nach vorn. Dreh dich so weit, wie es nur geht. Behalte dabei immer deinen gestreckten Zeigefinger im Auge. Wo zeigt er hin, wenn du die Endposition erreicht hast? Merke dir den Punkt. Dann drehe dich wieder zurück.

Nun atme einige Male tief in den Bauch. Schließe dabei die Augen. Nun stellst du dir – allein in Gedanken, also ohne deinen Körper mitzubewegen – vor, wie du dich erneut nach hinten drehst. Du malst dir aus, wie du dich etwa zwanzig Zentimeter weiter drehst als zuvor. Dann drehst du dich, auch das nur im Geiste, zurück in die Ausgangsposition. Bei einer weiteren Vorstellungsrunde im Kopf drehst du dich wieder, diesmal aber noch weiter, nämlich mindestens vierzig Zentimeter weiter. Begib dich auch diesmal gedanklich in die Ausgangsposition zurück. Und noch einmal: Jetzt drehst du dich in deinem Kopfkino doppelt so weit – und erneut wieder zurück. Und schließlich stellst du dir vor, wie dein Oberkörper um 360 Grad rotiert. Natürlich ist das anatomisch nicht möglich, aber stelle es dir dennoch vor: Lass deinen Oberkörper einfach einmal herumrotieren, als wärest du aus Gummi. Dreh dich wieder zurück. Schließlich öffne die Augen und dreh dich tatsächlich. Und? Beeindruckend, nicht wahr?

Diese Übung zeigt dir ebenfalls, wenn auch auf etwas andere Weise: Die Funktion oder der Bereich unseres Körpers, auf den wir unseren Fokus legen, lässt sich dadurch stark beeinflussen.

Ein anderes Experiment, das ich zur Verdeutlichung dieses Zusammenhanges immer wieder mit meinen Seminarteilnehmern mache und das ebenfalls jedes Mal enorme Verblüffung auslöst, ist der »magische Finger«. Durch starke gedankliche Konzentration kann ein Finger nämlich innerhalb einer Minute mehrere Millimeter länger werden.[3] Auch dieses Experiment führt wunderbar vor Augen, wie unser Körper ohne jede Verzögerung darauf reagiert, wenn wir bewusst unsere Aufmerksamkeit auf einen Bereich richten.

Doch es geht nicht nur um das, was wir in diesem Moment denken, sondern auch um die unserem Denken zugrunde liegenden Überzeugungen. Sie sind gewissermaßen der Boden, aus dem deine Gedanken erwachsen und ihre Energie beziehen.

DEINE UNBEWUSSTEN ÜBERZEUGUNGEN BESTIMMEN MIT, WAS DU ERLEBST

Forscher gehen inzwischen davon aus, dass wir Einfluss auf unsere Gene nehmen können. Wir schalten dann epigenetisch bestimmte Gene aus oder ein. Unsere Gene bilden also nicht, wie man noch um die Jahrtausendwende glaubte, ein fixes Programm, sondern stellen vielmehr wie eine Bibliothek eine Auswahl an Möglichkeiten zur Verfügung. Dadurch können wir uns einerseits flexibel an Umweltbedingungen anpassen und andererseits in vielen Fällen auch durch unser Verhalten gezielt bestimmte ungünstige Gene deaktivieren. Ernährung und Bewegung haben zum Beispiel einen großen Einfluss auf die epigenetische Prägung. Aber auch unsere Gedanken können ein genetisch wirksamer Umwelteinfluss sein, denn sie führen, wie wir gesehen haben, zu direkten Änderungen in der Körperchemie. Beim Carpenter-Effekt wird zum Beispiel ein Reiz gesetzt, der eine Proteinsynthese veranlasst, die die Muskeln wachsen lässt.

Doch das ist noch lange nicht alles, was unsere Gedanken bewirken.

Stell dir jetzt einmal vor, du bist irgendwo im Dschungel – in Südamerika, Afrika oder Asien, such dir was aus. Du kommst dort im Halbdunkel in eine Hütte und siehst in einer Ecke etwas Zusammengerolltes liegen. Es durchzuckt dich der Gedanke: eine Schlange! Womöglich eine giftige! Sofort reagiert dein Körper mit Stress. Und zwar völlig unabhängig davon, was da tatsächlich im schummrigen Licht vor dir liegt.

Es ist dein Gedanke an eine Schlange, der darüber bestimmt, was du in diesem Moment erlebst und was in deinem Körper passiert. Und das ist einiges: Adrenalin und Noradrenalin werden in den Nebennieren ausgeschüttet. Deine Atemfrequenz erhöht sich, dein Herzschlag ebenfalls. Blut wird in die Muskeln gepumpt, und deine Reaktionsschnelligkeit wird geschärft. Fett und Glukose werden aus den körpereigenen Energiespeichern gelöst und per Blut in die Muskeln transportiert, damit du Energie für einen etwaigen Kampf oder eine notwendig werdende Flucht hast. Die Gerinnungsfähigkeit des Blutes erhöht sich, damit du bei einer möglichen Verletzung nicht verblutest. Wenig später wird die Ausschüttung von Cortisol angestoßen. Dieses Hormon ist für die Bereitstellung neuer Energie zuständig und hält außerdem deine Sinne in Habachtstellung – denn es könnten ja noch mehr Schlangen irgendwo lauern, außerdem Spinnen, Tiger oder weiteres gefährliches Getier. Damit die Alarmstimmung und so auch dein instinktives Reaktionsvermögen nicht ausgerechnet jetzt durch rationales, per se zeitraubendes Nachdenken gestört wird, schaltet das Cortisol im Team mit Noradrenalin außerdem dafür zuständige Hirnregionen kurzerhand in den Ruhemodus.

Ganz nebenbei macht Cortisol übrigens Appetit auf leicht verfügbare Kohlenhydrate, wie sie zum Beispiel in Süßigkeiten enthalten sind, und hier besonders auf Nahrungsmittel, die zugleich viele Kohlenhydrate und Fett bereitstellen, wie zum Beispiel Chips, Pommes frites, Buttercremetorte oder Nussnugataufstrich. Darum ist auch die Fähigkeit, Stresssituationen zu entschärfen und sich schnell entspannen zu können, (nicht nur) bei jedem Abnehmprogramm eine mentale Superkraft. Und zwar eine, die dich vor Naschattacken, Heißhunger und anschließendem Handtuchwerfen bewahren kann. Dazu mehr in Kapitel vier.

Doch nun stell dir erst einmal vor, du bist an Bord einer Fähre oder eines Schiffes irgendwo in Deutschland. Ob an Nord- oder Ostsee, auf dem Bodensee oder einer Flussfähre über Elbe oder Rhein ist völlig egal. Sagen wir, du suchst die Toilette und gerätst dabei aus Versehen in einen dämmerigen Raum, in dem in der Ecke etwas Zusammengerolltes liegt. Dein Unterbewusstsein, dessen Job es unter anderem ist, deine Wahrnehmungen auf Relevantes zu filtern und dein automatisiertes Verhalten zu steuern, ordnet den von den Sinneszellen deines Auges ans Gehirn geschickten Eindruck sofort unter »zusammengerolltes Tau«, »ungefährlich« und »normales Zubehör auf einem Schiff« ein. Wahrscheinlich wird dir nicht einmal zu Bewusstsein kommen, dass du gerade etwas »gesehen« hast, was dich in einem anderen Kontext in höchste Alarmbereitschaft versetzt hätte. Du bleibst vollkommen ruhig, schließt die Tür wieder und setzt deine Suche nach dem stillen Örtchen fort.

Warum reagierst du hier so anders?

Ganz einfach, weil du irgendwann gelernt und verinnerlicht hast: In Deutschland gibt es keine gefährlichen Schlangen. Dieses Wissen ist in dein Unterbewusstsein gesunken und zu einer festen Überzeugung geworden.

Dieses Beispiel ist aus zwei Gründen interessant. Du siehst daran nämlich nicht allein, wie das, was du denkst, sofort deine Wahrnehmung und Vorgänge in deinem Körper beeinflusst. Es verdeutlicht auch die wichtige Rolle deines Unterbewusstseins dabei:

Je nachdem, welche Überzeugungen dein im Verborgenen wirkendes »Programm« gespeichert hat, nimmst du völlig anders und auch anderes wahr und reagierst völlig anders darauf – auch dein Körper.

Das bedeutet: Neben deinen momentanen Gedanken haben auch innere Überzeugungen, die deinen Körper betreffen, unmittelbare Auswirkungen auf dein Essverhalten und auch auf deinen Stoffwechsel. Je nachdem kann das deinen Abnehmerfolg ausbremsen – oder es kann ihn effektiv unterstützen.

Wie das vor sich geht, dazu kommen wir jetzt.

2

ELEMENT ZWEI: DEINE INNERE EINSTELLUNG ODER: WIE DAS, WAS DU INSGEHEIM ÜBER DEINEN KÖRPER UND ÜBER DEIN ESSEN ZU WISSEN GLAUBST, DESSEN REALITÄT MITBESTIMMT

Die größte Entscheidung deines Lebens liegt darin, dass du dein Leben
ändern kannst, indem du deine Geisteshaltung änderst.
Albert Schweitzer

So, jetzt wird es noch spannender!

Denn die im vorherigen Kapitel beschriebenen Wechselwirkungen zwischen dem, was in deinem Kopf vorgeht, und dem, was in deinem Körper passiert, sind beim Abnehmen von großer Bedeutung – und das nicht nur, weil dadurch die Körpertemperatur beeinflusst werden kann. Es gibt zum Beispiel starke Hinweise darauf, dass Nahrungsmittel eher ansetzen, wenn du sie mit schlechtem Gewissen herunterschlingst, als wenn du sie mit Genuss verzehrst.

Klingt unglaublich?

Dann schauen wir uns das mal genauer an.

Nehmen wir mal an, du machst gerade eine Diät. Doch auf dem Weg von der Arbeit nach Hause, wo du deine Diätmahlzeit noch zubereiten musst, kommst du an einer Pizzeria vorbei, aus der es köstlich duftet. Vor deinem inneren Auge erscheint eine goldglänzende Pizza mit zerlaufenem Mozzarella. Dir läuft das Wasser im Mund zusammen. Eine Bestellung und fünf Minuten trennen dich von einer solchen Pizza. Von deiner Diätmahlzeit trennen dich noch mindestens eine Stunde und einige Anstrengung. Ein Engelchen auf deiner Schulter flüstert: »Da darfst du nicht mal dran denken, mach jetzt nicht alles zunichte!« Doch das Teufelchen auf der anderen Schulter kreischt: »Lass dir nix verbieten, das wäre ja noch schöner – außerdem geht die Pizza viel schneller als dieses langweilige … – was war das noch mal?« In diesem Moment trägt der Servicemitarbeiter eine goldgelb schimmernde, dampfende Pizza an einen Tisch. Dein Magen knurrt nun hörbar. Da entscheidest du dich: Die Pizza gewinnt! Du gehst hinein und bestellst. Nach wenigen Minuten ist deine Quattro stagioni fertig, und du beginnst sie zu essen.

Nun gibt es im Wesentlichen zwei Möglichkeiten. Entweder: Du freust dich über die Pizza und isst sie mit Genuss. Oder: Du isst die Pizza mit schlechtem Gewissen. Nehmen wir zunächst einmal Fall zwei unter die Lupe.

SCHLECHTES GEWISSEN BEIM ESSEN IST EINE DRAMA-QUEEN

So sehr du eben noch die Pizza heiß begehrt hast, der Genuss will sich nicht einstellen, du quälst dich mit Selbstvorwürfen. Und so schlingst du die Pizza am Ende herunter, als hättest du sie geklaut und würdest es dir sonst noch mal anders überlegen. Währenddessen kannst du nur an die riesigen Kalorienmengen denken, die du da gerade vertilgst. Danach grübelst du: Was habe ich getan?

Deine innere Einstellung ist: Ich darf das hier nicht. Dieses Essen wird mich dick machen.

Und weißt du was? Du wirst vermutlich recht behalten. Denn wenn du mit so einer inneren Einstellung »sündigst«, wird die Energie, die in der Pizza steckt, wahrscheinlich tatsächlich eher als Speck auf deinen Hüften landen, als wenn du die Einstellung hast: »Okay, ich mache jetzt mal eine Pause vom Abnehmprogramm und genieße ganz bewusst diese Pizza – und danach mache ich mit meiner Diät weiter.«

Wie kann das sein?

Ganz einfach: Ähnlich wie der Gedanke »Eine Schlange!« im Beispiel im vorigen Kapitel ein deutliches »Sei auf der Hut!«-Signal in deinen Körper geschickt hat, sendest du mit deinem schlechten Gewissen ebenfalls ein starkes Signal in deinen Körper. Deine durchaus dramatische Nachricht lautet: Hilfe! Ich bekomme dieser Tage nicht genug zu essen! Diese Pizza ist ein rares Gut! Du verhältst dich im Grunde wie jemand, der in einer anhaltenden Hungersnot plötzlich auf Nahrung stößt. Eine derart darbende Person schlingt diese Nahrung natürlich heißhungrig und ohne einen Krümel übrig zu lassen hinunter – unter anderem, damit niemand anders ihr zuvorkommt.

Dein Körper bleibt von dieser Nachricht – und deinem Verhalten, das davon angestoßen wird – auch in diesem Fall nicht unberührt, sondern reagiert unmittelbar darauf. Allerdings nicht rational mit »Ach ja, stimmt, der Boss macht ja gerade eine Diät, am besten ignoriere ich die überschüssige Pizzaenergie!«, sondern so, wie es in Millionen von Jahren der menschlichen Evolution vor der Erfindung von Kühlschränken und Supermärkten vorteilhaft fürs Überleben war: Indem er versucht, möglichst sämtliche Energie aus der »raren« Nahrung – in diesem Fall der Pizza – zu speichern. Wer weiß, wann es wieder etwas geben wird! Kurz gesagt: Mit schlechtem Gewissen zu schlingen ist purer Stress! Auch jetzt zirkulieren Stresshormone in deiner Blutbahn – was dabei passiert, hatte ich bereits im vorigen Kapitel erläutert. Der im Zusammenhang mit dem Abnehmen wichtigste Stresseffekt ist, dass dabei Cortisol ausgeschüttet wird. Wie schon erwähnt, führt ein erhöhter Cortisolspiegel dazu, dass du schnell wieder Lust – oder genauer gesagt: Heißhunger – auf fett- und kohlenhydratreiche Nahrung bekommst.

Außerdem haben Studien gezeigt, dass übermäßige Cortisolspiegel zur Einlagerung des ebenso ungesunden wie hartnäckigen viszeralen Körperfetts um Taille und Bauch herum führen. So wie Stresshormone dich im Dschungel dazu bringen, nach potenziellen Gefahren Ausschau zu halten, erhält dein Unterbewusstsein durch die »Essen ist eine Rarität«-Botschaft den Auftrag, nach »gutem« – aus Sicht der Evolution also kalorienreichem – Essen Ausschau zu halten. Dadurch kreisen deine Gedanken mit relativ großer Wahrscheinlichkeit ständig um Essbares. Ein eindrucksvolles Beispiel dafür ist eine niederländische Studie mit Kindern, deren Eltern den Konsum bestimmter Süßigkeiten bewusst begrenzt hatten. Die Kinder aßen zwar weniger von der nur in Maßen erlaubten Süßigkeit – dafür aßen sie aber insgesamt mehr von allem anderen als die Kontrollgruppe.

Erwachsene, deren Unterbewusstsein die Überzeugung hegt, nicht genug zu bekommen, reagieren da nicht anders. So auch in der im Beispiel skizzierten Situation: Sobald also etwas Essbares in Reichweite kommt, reagiert dein Körper mit Heißhungerattacken, um dich erneut zum »Sündigen« anzuregen. Als wäre das nicht schon genug, kann es sein, dass du nach dem Verzehr der Pizza denkst: Jetzt ist alles egal, ich habe den Diäterfolg zunichtegemacht. Und dann wirfst du das Handtuch – aber erst dann hat die Diät wirklich nichts gebracht.

Doch nun kommen wir natürlich noch dazu, was passiert, wenn du dir die Pizza wirklich von ganzem Herzen gönnst:

GENUSS HILFT BEIM ABNEHMEN

In diesem Fall genießt du die Pizza langsam. Zunächst freust du dich über den wunderbaren Duft. Dann lässt du jeden Bissen auf der Zunge zergehen und kostest ihn geschmacklich voll aus.

Dabei schickst du ein ganz anderes Signal an deinen Körper. Ähnlich wie dich ein zusammengerolltes Tau auf einem Schiff auf europäischen Gewässern nicht die Bohne alarmiert und du niemals auf den Gedanken kämst, einer Schlange gegenüberzustehen, so schickst du auch hier deinem Körper die Botschaft: »Alles in Ordnung! Ich muss nicht schlingen, ich kann ganz langsam essen, es ist genug da!« Dadurch hilfst du deinem Körper – und deinem Unterbewusstsein – sogar, die begrenzte oder veränderte Nahrungsaufnahme während deiner Abnehmkur nicht als Hungersnot und Gefahrensituation für Leib und Leben zu begreifen, denn die Botschaft lautet: Nahrung ist ja verfügbar, die veränderten Ernährungsgewohnheiten sind freiwillig. Es besteht überhaupt keine Notwendigkeit, sämtliche Energie aus der Pizza zu bunkern. Statt gestresst zu schlingen, bist du völlig entspannt im Hier und Jetzt. Statt im Cortisol-Alarmzustand bleiben deine Stoffwechselhormone in Balance. Keine Heißhungerattacken drohen.

Du verpasst mit langsamem Genuss auch nicht den Punkt, an dem du gesättigt bist, und es kann gut sein, dass du nur einen Teil der Pizza isst. Auch aus psychologischer Perspektive ist Genuss vorteilhaft: Du hast nicht den unbewussten Impuls, dich gegen Verbote auflehnen zu müssen, denn du verbietest dir ja nichts. Das heißt, du kannst deine Diät danach ohne Probleme fortsetzen. Vielleicht nimmst du auf die Art etwas langsamer ab. Doch wahrscheinlicher ist das Gegenteil der Fall, denn wenn du in Abständen immer wieder – genussvoll – etwas mehr isst, fährt dein Stoffwechsel nicht in den Hungersnotmodus runter, sondern bleibt auf Touren – was übrigens auch das Grundprinzip des erfolgreichen Intervallfastens ist. Kurz: Dein Körper und dein Geist stehen im Einklang, statt gegeneinander zu arbeiten.

Das bedeutet im Umkehrschluss nicht, dass du jetzt nur noch Pizza und Pommes essen kannst oder solltest, wenn du sie nur genug genießt. Dann würdest du nämlich über kurz oder lang in ein Nährstoffdefizit in puncto Vitamine, Mineralstoffe, Spurenelemente und anderer wichtiger Nahrungsbestandteile segeln.

Sind Pizza, Pommes und anderes Fast Food das Einzige, was dein Körper kennt, wird er das Nährstoffdefizit dadurch auszugleichen versuchen, dass er dir Lust macht, einfach mehr von den bekannten Gerichten zu essen, damit sich die minimalen Mengen der deinem Körper fehlenden essenziellen Stoffe zumindest aufaddieren – auch wenn du dafür viel zu viel Fett und Kohlenhydrate aufnehmen musst. Um solche Mechanismen zu vermeiden, ist es wichtig, dass dein System – also der Einklang von Körper und Geist – verschiedene Nahrungsmittel und Gerichte kennenlernt, vor allem solche mit höherer Dichte aller benötigten Nährstoffe. Nur dann kannst du auch Lust auf solche gesündere und figurfreundlichere Nahrung bekommen. Mehr dazu in Kürze.

MIT ALLEN SINNEN

Genuss hilft also beim Abnehmen. Aber nicht nur deswegen ist es eine sehr gute Idee, mehr Genuss ins Leben zu integrieren. Genussvolles Essen ist zudem eine hervorragende Übung, um deine Wahrnehmung zu trainieren, und davon profitiert wiederum deine Vorstellungskraft. Warum die so wichtig ist, hast du ja schon erfahren.

Genauer gesagt, bedeutet das: Essen, das du mit allen Sinnen wahrnimmst, dessen Konsistenz du spürst und dessen Aromen du riechst und schmeckst, verschafft dir nicht nur im Moment des Verspeisens mehr Erlebnis und Befriedigung. Du kannst es dir anschließend auch besser in allen Facetten vorstellen, wenn das Lebensmittel nicht vor dir steht, denn der Genuss ist wie eine intensive Lerneinheit für dein Unterbewusstsein. Was du mit allen Sinnen und mit Wohlwollen erlebst, prägt sich längerfristig ein und ist deshalb wesentlich besser aus der Erinnerung abrufbar.

Beginne darum heute damit, mehr Genuss in dein Leben einzubauen. Und zwar direkt mit dem, was du als Nächstes zu dir nimmst. Völlig egal, was das ist. Das kann genauso eine Tasse Kaffee oder Tee sein wie ein Glas Leitungswasser oder Orangensaft, ein Müsli, ein Apfel, ein Butterbrot, ein Eiswürfel, eine Praline oder eben auch eine Diätmahlzeit.

Wichtig ist dabei, sich Zeit zu lassen. Zunächst zu schnuppern. Je nach Nahrungsmittel kannst du es auch betasten. Nimm dann zunächst nur einen kleinen Schluck oder einen kleinen Bissen. Wie fühlt er sich an? Welche Temperatur hat er? Welche Empfindungen werden in dir ausgelöst? Auf deiner Zunge, am Gaumen? Was riechst du? Welche Konsistenz spürst du? Verändert sich deine Empfindung, wenn du gründlich kaust oder deine Zunge bewegst? Wie fühlt es sich an, die Nahrung oder das Getränk zu schlucken?

Sobald du darin versierter wirst, kannst du die Genussübung auf weitere Tätigkeiten ausweiten. Genießen lässt sich nahezu alles: das morgendliche Duschen, das Schälen einer Clementine, ein Waldspaziergang, ja, sogar eine Gymnastikübung oder der Vorgang des Atmens. Durch solche bewusste Wahrnehmung wird dein Alltag nicht nur viel schöner, im positiven Sinne intensiver und du stressresistenter und sogar produktiver. Auch deine Vorstellungskraft wird stärker, denn je intensiver und in je mehr Facetten du alles wahrnimmst, umso besser kannst du dich auch in eine Vorstellungswelt versenken – du weißt gewissermaßen, worauf es ankommt.

Falls du jetzt denkst: »Moment mal, das ist doch diese Achtsamkeit!«, hast du absolut recht. Ich mag aber den Begriff des Genusses wesentlich lieber, denn er ist viel greifbarer. Ich habe schon etliche Leute getroffen, die sich unter Achtsamkeit rein gar nichts Konkretes vorstellen können. Unter Genuss können sich alle etwas vorstellen. Außerdem gibt dir allein der Begriff sofort ein positives Grundgefühl – und darum geht es meiner

Meinung nach beim Leben ganz grundsätzlich: Den Aufenthalt auf diesem Planeten so gut es geht zu genießen – und zwar nicht erst im nächsten Urlaub, nach Feierabend oder nach der momentan einzuhaltenden Diät. Dieses Verschieben des Genusses auf die Zukunft ist einer der Gründe, warum so viel Diäten scheitern.

WAS DU ÜBER DICH DENKST, BAUT AN DEINEM KÖRPER MIT

Doch nicht nur das, was du in konkreten Situationen denkst und fühlst – der Gedankenstrom des Moments –, hat Einfluss auf deinen Körper. Auch deine tief verwurzelten Überzeugungen, was du »für eine« oder »für einer« bist, beeinflussen dein automatisches Verhalten. Und dieses wirkt sich wiederum auf deine Stoffwechselvorgänge aus.

Ich möchte dir das an einem Beispiel verdeutlichen.

Stellen wir uns einmal jemanden vor, dessen inneres Bild von sich eine Person mit deutlichem Übergewicht zeigt, die sportliche Betätigung – oder nicht zwingend notwendige Bewegung – mit Mühe und unangenehmen Gefühlen verbindet.

Nennen wir diese Person Toni.

Zu Tonis Selbstbild haben Erlebnisse aus seiner Kindheit und Jugend beigetragen. Im Sportunterricht wurde er immer als Letzter in ein Team gewählt, denn er galt als langsam und träge. Er wurde oft ausgelacht, weil an seinem Körper etwas »geschwabbelt« hat. Klassenkameraden gaben gehässige Kommentare ab, wenn er beim Sport stärker geschwitzt hat oder rot im Gesicht wurde. Das hat Toni verletzt, und er hat die gemeinen Bemerkungen und das Gefühl der Verletztheit mit den Umständen – dem Sport – zusammen abgespeichert.

Von Verwandten wurde ihm hingegen wohlmeinend geraten, sich doch »einfach ein bisschen mehr zu bewegen«, dann würde er schon seine »überflüssigen Pfunde loswerden«. Bei Toni kam an: Ich bin nicht gut, so wie ich bin, und um »richtig« zu werden, *soll* ich obendrein etwas tun, bei dem mit dem Finger auf mich gezeigt wird. Niemand lässt sich von anderen gerne sagen, was er tun soll – das widerstrebt dem menschlichen Bedürfnis nach Selbstbestimmung, das uns ebenfalls die Evolution mitgegeben hat und das schon kleine Kinder haben. Noch geringer ist der Antrieb, wenn die geforderte Aktivität eine unangenehme ist. Um seine Würde und Selbstbestimmung zu bewahren, hat sich Toni darum – verständlicherweise – dem gut gemeinten Rat verweigert und ein weiteres Mal den Sport zu seinem Feind erklärt. Sport und Bewegung wurden in Tonis Unterbewusstsein nach und nach immer stärker mit extrem negativen Gefühlen verknüpft. Seine Motivation, sich zu bewegen, sank stetig.

Inzwischen ist Toni längst erwachsen, doch jedes Mal, wenn er gezwungen ist, sich in Anwesenheit anderer körperlich anzustrengen – weil er beispielsweise den Bus noch erwischen will –, fühlt er sich mit Argusaugen beobachtet und wartet insgeheim auf negative Bemerkungen. Er empfindet Scham, wenn er sich mehr als irgend nötig bewegt. Jedes Tuscheln oder Kichern in Hörweite bezieht er auf sich. Hört er nichts, ist er dennoch sicher, dass die Menschen in seiner Nähe sich nur höflich auf die Zunge beißen, aber insgeheim sehr wohl die Ansicht seiner ehemaligen Schulkameraden teilen.

Seit vielen Jahren lautet Tonis Auftrag an sein Unterbewusstsein: Bewegung ist demütigend, bitte, wenn nur irgend möglich, vermeiden! Also treibt er nicht nur keinen Sport, sondern nimmt inzwischen ganz automatisch den Fahrstuhl statt der Treppe. Das Auto statt des Fahrrads. Verabredet sich zum Grillen statt zum Waldspaziergang. Und so weiter. Dieses Verhalten, ganz nach Maßgabe seiner unbewussten Programmierung, ist zu einer Gewohnheit geworden.

Gewohnheiten sind hartnäckig, weil wir dabei nicht mehr bewusst darüber entscheiden, was wir tun. Wir handeln, ohne nachzudenken, unser Gehirn leitet Aktionen automatisch ein. Das tut es nicht, um uns zu ärgern, sondern um uns den Kopf freizuhalten für Wichtigeres. Wenn wir ständig auch die kleinste Handlung bewusst entscheiden müssten, würde uns das so verlangsamen, dass wir gar nichts mehr gebacken bekämen. Das Etablieren von Gewohnheiten erleichtert unser Leben. Die Kehrseite ist: Es kann auch ungesunde Verhaltensmuster in uns festschreiben. Oder solche, die dem entgegenarbeiten, wie wir eigentlich sein wollen, und die uns darum langfristig unglücklich machen.

Doch zurück zu Toni: Seine tief sitzenden Überzeugungen darüber, was er »für einer« ist, bewirken also, dass er sich ganz konkret weniger bewegt, ohne dass er dies jeden Tag bewusst entscheidet. Die Vermeidung von Bewegung geschieht vollautomatisch. Weniger Bewegung hat aber logischerweise unmittelbar Auswirkungen auf den Metabolismus. Körperliche Betätigung regt unsere Stoffwechselvorgänge an. Ganz banal wird dabei Energie verbrannt, und es werden Muskeln aufgebaut – allein deren Existenz führt bereits zu einem erhöhten Energieverbrauch, selbst im Ruhezustand. Durch Bewegung werden aber noch viele andere segensreiche Vorgänge im Körper in die Wege geleitet. Zum Beispiel wirkt Bewegung, das haben zahllose Untersuchungen ergeben, stimmungsaufhellend und antidepressiv, zudem eliminiert sie Stress. Das dämpft den Heißhunger auf Kohlenhydrate. Zusätzlich zum gesteigerten Verbrauch wird dem Körper also auch weniger Energie zugeführt. All diese positiven Folgen von Bewegung bleiben aus, wenn man sie meidet wie der Teufel das Weihwasser.

Das Interessante ist: Es war erst mal gar nicht die Bewegung an sich, die Toni negativ geprägt hat, die war immer völlig neutral. Es waren die Menschen um ihn herum. Ihr Urteil über seinen Körper, das er sich zu eigen gemacht hat. Ihre hämischen oder auch einfach unsensiblen Bemerkungen. Und Tonis daraus resultierender Glaube: Ich bin eben unsportlich. Und: Sport ist demütigend.

Diese Glaubenssätze sind wie fremde Organe, die von außen in Tonis Glaubenssystem implantiert wurden, ohne dass er sich über diesen Prozess bewusst geworden wäre. Implantate, die Tonis System leider nicht als fremd erkannt hat. Darum wurden sie nicht abgestoßen, sondern integriert. Toni hält sie für seine eigenen, es fühlt sich für ihn an, als gehörten sie zu seiner Persönlichkeit.

Diese inneren Einstellungen sind es, die ihn seit seiner Jugend daran gehindert haben, je positive Erfahrungen mit Bewegung und Sport zu machen, weil er beides fortan gemieden hat. Und wenn er sich doch einmal halbherzig entschieden hat, eine sportliche Betätigung auszuprobieren – denn auch Toni weiß selbstverständlich, dass Bewegung gesund ist –, gibt er schnell wieder auf. Denn zur gefühlten Demütigung kommt zunächst große Anstrengung. Nicht nur, weil Toni viel Gewicht mit sich herumträgt, sondern vor allem, weil das bei allen ungewohnten Bewegungsabläufen und jedem Sportprogramm so ist, das man ganz neu beginnt – und das gilt für jeden. Für Toni aber ist die Anstrengung nicht der Beweis, dass er in dieser Sportart noch nicht geübt ist und mehr trainieren muss. Die Anstrengung »beweist« ihm einmal mehr, dass er es nicht kann. Bis zum Punkt eines Trainingseffekts, von dem an es immer leichter wird und der auch die beflügelnden Effekte hat, die Sportfans so schätzen, kommt Toni erst gar nicht.

Das Entscheidende ist hier: Das ist nicht so, weil er es nicht könnte, sondern weil er nicht daran *glaubt*. Seine vermeintliche Unsportlichkeit bestätigt sich mit jedem Aufgeben selbst und zementiert sich in seinem Selbstbild. Ein wichtiger Aspekt von Mental-Power besteht darum erst einmal darin, ungünstige alte

Glaubenssätze (»Ich bin eben …«) zu identifizieren und sich dann bewusst von ihnen zu lösen, dazu gleich mehr.

DU SELBST LEGST DEINEN KÖRPERLICHEN NORMALZUSTAND FEST

Doch es geht natürlich nicht nur um alte Glaubenssätze beim Thema Bewegung. Auch völlig unabhängig von der Menge und Intensität unserer körperlichen Aktivität können wir die feste Überzeugung haben, dass eine bestimmte Körperform unser »Soll« ist. Vielleicht haben unsere Eltern immer geseufzt: »Ach, wir haben eben in unserer Familie ›dicke‹ Gene.« Oder: »Wir Müllers nehmen schon zu, wenn wir ein Stück Torte nur angucken. Das war schon bei Uroma und Uropa so.« Schicksalhafte Sätze, denn sie zementieren, dass daran nichts zu ändern ist.

Dabei stimmt das überhaupt nicht, wie du schon gesehen hast: Gene sind kein Schicksal. Natürlich, sie bestimmen unsere Augen-, Haut- und Haarfarbe, unsere Größe und ob wir mit den O-Beinen von Opa oder der Stupsnase unserer Mutter herumlaufen. Aber was Stoffwechselprozesse und gesundheitliche Anpassungen betrifft, ist auf epigenetischer Ebene immer Veränderung möglich. Darum ist auch die Theorie eines physiologischen Set Points – also eine (angeblich) feststehende Kilozahl, auf die sich das Gewicht auch nach einer zunächst erfolgreichen Gewichtsabnahme (angeblich) immer wieder einpendelt, egal, was man auch tut – Unsinn. Ich habe schon oft Klientinnen und Klienten beim Abnehmen unterstützt, dabei wurde ich immer wieder Zeuge von dauerhaftem Erfolg. Oft habe ich diese Menschen nach Monaten und Jahren in einem meiner Seminare zu einem anderen Thema wiedergesehen – sie waren weiterhin so schlank wie direkt nach ihrer Abnehmkur und sehr stolz darauf. Solch ein längerfristiger Gewichtsverlust wäre nach der Theorie eines physiologischen Set Points überhaupt nicht möglich.

Dass sich das Gewicht bei vielen Leuten oft wieder auf dem Stand von vor einer Diät einpendelt, hat meiner Erfahrung nach tatsächlich viel mehr mit unseren inneren Annahmen zu einem vermeintlichen körperlichen Normalzustand zu tun. Denn unser Unterbewusstsein wird gehorsam alles daransetzen, diesen Normzustand wiederherzustellen. Einmal, indem es uns zu entsprechendem Verhalten animiert. Aber auch, indem es unseren Körpern – sozusagen auf dem kleinen Dienstweg – Anweisungen gibt, zugeführte Energie möglichst zu bunkern, wie im Pizza-Beispiel beschrieben.

Dabei kann mit körperlichen Rundungen selbstverständlich auch ein grundsätzlich positives Selbstbild verknüpft sein: Das der schlauen, tiefgründigen Leseratte, die auf Oberflächlichkeiten wenig gibt, etwa. Das des unangepassten und schlagfertigen Intellektuellen, der keine Zeit auf so etwas Triviales wie Sport und Ernährungsplanung verwendet. Oder das des hedonistischen und scharfzüngigen Gentleman, der im Oscar-Wilde-Stil das Leben genießt – womit auch die Vorstellung eines eher ausschweifenden Lebensstils einhergeht, der mit gesunder und figurfreundlicher Ernährung eher wenig zu tun hat. Entscheiden sich Menschen mit einem solchen inneren Selbstbild abzunehmen, können auch sie auf unbewussten Widerstand stoßen: Die mit dem voluminöseren Ich verbundenen positiven Eigenschaften drohen durch ein etwaiges Abnehmen vermeintlich mit zu verschwinden. Es sollte einleuchten, dass auch dies die Bemühungen sabotieren kann, erfolgreich und vor allem langfristig Gewicht zu verlieren.

Auch in all diesen Fällen ist das erste Gegenmittel, die über lange Jahre verankerten Glaubenssätze zu erkennen, sich bewusst von ihnen zu verabschieden – und dann ein neues Selbstbild zu entwickeln und zu festigen, das unser altes Selbstbild ersetzt. Wie Letzteres funktionieren kann, dazu kommen wir noch.

Doch zunächst möchte ich dich jetzt einmal bitten, ganz bewusst zu überlegen, wie dein »Normbild« von dir aussieht – und darüber nachzudenken, woher dieses Bild wohl stammt.

SO BIN ICH EBEN?
Nimm jetzt einmal dein Notizbuch zur Hand. Mache dir nun alle (Glaubens-)Sätze bewusst, die mit deinem Körper verbunden sind. Das sind normalerweise die, die dir als Erstes zu deinem Köper einfallen. Oft sind das auch Sätze, die du zu dir selbst und manchmal auch anderen sagst, um dich und deinen Körper zu beschreiben.

Dazu können natürlich grundsätzlich positiv empfundene Formulierungen gehören wie »Ich habe schöne Füße/Augen/Grübchen/Haare/Knie«, aber auch erklärende »Ich habe nun mal einen starken Körperbau« oder »Was soll ich machen? An mir bleibt Fett einfach kleben!« und schlussfolgernde Sätze wie »Ein Topmodel werde ich nie«. Auch der wiederholte verzweifelte Ausruf vor dem Spiegel gehört dazu: »Mann, bin ich dick!«

In einem nächsten Schritt frage dich: Woher kommen diese Sätze eigentlich? Diese Einschätzungen? Wann hast du sie wohl zum ersten Mal gehört? Von wem? Wann hast du sie zum ersten Mal gesagt? Wann hast du angefangen, sie dir zu eigen zu machen? Mit wem hast du dich verglichen, als du zum ersten Mal vor dem Spiegel standest und dich – zum Beispiel – zu dick fandest?

Es ist dabei nicht wichtig, exakt zu wissen, wann, wo und von wem diese Sätze stammen. Aber es ist wichtig, dass du dir klarmachst: Diese Sätze hast du dir nicht selbst ausgedacht. Du wurdest nicht mit ihnen geboren. Kein Baby denkt, es sei zu dick, zu dünn, zu groß oder zu klein. Genauso wenig denkt ein Baby, dass seine Füße schön, krumm oder lang sind, seine Wimpern kurz oder schön geschwungen.

Ein Baby *ist*.

Solche Dinge denkt ein Kind frühestens, wenn es sprechen lernt und Menschen, denen es vertraut, Derartiges sagen – und zwar, weil sie das Kind mit anderen Kindern oder einer vermeintlichen Norm vergleichen.

Das heißt: Diese Sätze gehören nicht zwangsläufig zu dir!
Du hast sie, egal ob du sie als positiv oder negativ empfindest,
übernommen. Unsere Eltern lassen eine Bemerkung fallen, die
sich festsetzt. Oder Lehrer, Mitschüler, Freunde. Solche Bemerkungen müssen natürlich nicht nur deinen Körper betreffen,
sondern können sich beispielsweise auch um die Zuschreibung
von Talenten oder vermeintlichen Defiziten drehen – etwa
»Mia ist ein schlaues Mädchen« oder auch »Karl hat zwei linke
Hände«. Da es in diesem Buch um deinen Wunschkörper geht,
konzentriere ich mich in den gewählten Beispielen auf diesen.
Es lohnt sich aber selbstverständlich auch in anderen Berei-
chen, bisher unhinterfragte Prägungen zu reflektieren.
Die Erkenntnis, dass diese Sätze nicht zu dir gehören, ist extrem
wichtig! Denn das bedeutet: Du kannst sie ändern. Bewusst und
willentlich! Wie du bereits gesehen hast, wirkt sich das, was du
über deinen Körper denkst, direkt auf diesen aus – und damit
auch auf deinen Abnehmerfolg. Wenn du also einen Satz wie
»Ich bin so dick« durch einen Satz ersetzt, der deine Wunschfigur widerspiegelt – und zwar so, dass du daran glaubst und
auch dieser neue Satz zu einem Glaubenssatz wird –, wird das
einen umwälzenden Effekt haben.

Doch zunächst kann es sehr hilfreich sein, wenn du dich bewusst in einem kleinen Ritual von den Sätzen löst, die dir dein
Leben im wahrsten Sinne des Wortes schwerer machen, als es
sein müsste. Rituale bedienen sich einer Sprache, deren Botschaft dein Unterbewusstsein sehr gut versteht – und darum
auch sehr direkt umsetzt. Das liegt daran, dass du hier Sprache
und eine symbolische Handlung kombinierst und darum mehrere Kanäle deiner Wahrnehmung nutzt. So entstehen stabilere
und stärker verknüpfte neuronale Verbindungen.

Das folgende Ritual stammt aus dem Hoodoo, einer spirituellen Magie-Tradition, die sich vor allem in den Südstaaten der USA aus dem Voodoo entwickelt hat.[4] Falls Magie deine Sache nicht ist: Keine Sorge, das hier ist nur ein kleiner Exkurs. Später wird es noch explizit ums Loslassen und Überwinden von Hindernissen gehen, die dir beim Abnehmen im Weg stehen können. Ich werde dir noch mehr Möglichkeiten zeigen, mit denen du alten Ballast hinter dir lassen und deinem Unterbewusstsein und deinem Körper den Weg hin zu deinem Wohlfühlgewicht zeigen kannst.

DAS SIEGEL DES SATURN

Das Siegel des Saturn gehört zu den magischen Quadraten und erinnert ein bisschen ans Sudoku. Dabei zeichnest du zunächst ein Quadrat mit neun Kästchen auf einen Zettel – und zwar so, dass rundherum noch etwas Platz bleibt. Dann verteilst du die Ziffern eins bis neun so in den Kästchen, dass jede Reihe addiert 15 ergibt. Wichtig: Bei einem gelungenen magischen Quadrat sollen auch die Diagonalen jeweils 15 ergeben. Die Verteilung kann ein wenig Tüftelei erfordern, darum schreibe am besten erst einmal alles mit Bleistift vor – falls du korrigieren musst, kannst du es dann leicht ausradieren.

Wenn du fertig bist, kontrolliere einmal im Kopf, ob auch jede Reihe wirklich 15 ergibt. Denk auch an die Diagonalen.

Dann nimmst du jeweils die Quersumme von 15: 1 + 5 = 6. Schreibe das Ergebnis – also die 6 – vor, hinter, über und unter jede Reihe. Denn jede Reihe ergibt ja auch in jede Richtung dieselbe Summe.

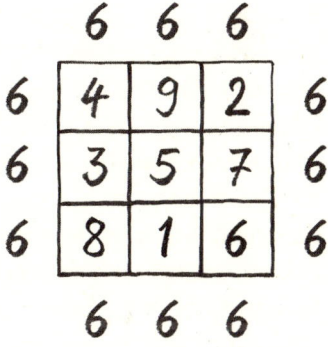

$$4 \quad 9 \quad 2 = 15 = 1+5 = 6$$
$$3 \quad 5 \quad 7 = 15 = 1+5 = 6$$
$$8 \quad 1 \quad 6 = 15 = 1+5 = 6$$

So erhältst du auf jeder Quadratseite jeweils drei Mal die Ziffer 6. Deren Zahlensymbolik ist dir vielleicht bekannt: Die 666 ist die »Zahl der Bestie«. Diese steht in vielen Deutungen für den Teufel oder allgemeiner für etwas, mit dem man nichts mehr zu tun haben möchte. Das Quadrat mit den Sechsen drum herum symbolisiert wiederum das Maul einer Schlange. Und diese Schlange wird verschlucken, was du loswerden möchtest!

Schreibe darum nun drei Mal schräg über die Zahlenkästchen das, was du nicht mehr haben willst. Das kann dein negativer Glaubenssatz sein, aber auch die Zahl der Kilos, die du loswerden möchtest, oder eine Eigenschaft, die dich immer wieder daran hindert, dein Leben mutig zu verändern – denkbar wären zum Beispiel Ängstlichkeit, Schuldgefühle, Zögerlichkeit oder Inkonsequenz.

Wenn du das, was du loswerden möchtest, drei Mal auf den Zettel geschrieben hast, faltest du diesen so klein es geht zusammen. Anschließend vergräbst du ihn mindestens einen Kilometer von deinem Zuhause entfernt.

Du kannst dieses Ritual für jeden der alten Glaubenssätze wiederholen, die du loswerden möchtest – auch mehrmals, falls sie dir trotzdem wieder in den Sinn kommen sollten. Wie du den frei gewordenen Platz nutzt und stattdessen neue, förderliche Sätze in deinem Unterbewusstsein verankerst, die dir helfen, jede Ernährungsumstellung und jedes Sportprogramm mit Erfolg zu meistern, werde ich dir noch zeigen.

3

ELEMENT DREI: DEINE NEUGIER ODER: WIE SIE ZU EINER SUPERKRAFT (NICHT NUR) BEIM ABNEHMEN WIRD UND DU NUR LUST AUF ETWAS BEKOMMEN KANNST, DAS DU KENNST

Die Welt ist voller magischer Dinge, die nur darauf warten,
dass unsere Sinne schärfer werden.
Bertrand Russell

Wenn du abnehmen willst, geht das nur, wenn du etwas grundlegend veränderst. Denn machst du weiter wie bisher, wird sich auch deine Figur nicht verändern. Deine bisherige Art und Weise zu leben hat miterschaffen, wie du momentan aussiehst. Anders gesagt: Du kannst nur das erreichen, was du dir wünschst, wenn du Neues in dein Leben integrierst. Neue Lebensmittel. Neue Gerichte. Neue Verhaltensweisen. Neue Routinen. Neue Denkweisen.

Wenn du dich dabei innerlich dagegen sträubst und das Abnehmen als lästiges »Ich muss« begreifst, ist das so, als stündest du ständig auf der Bremse. Dein Vorhaben wird dadurch enorm anstrengend und kräftezehrend, und du kommst, wenn überhaupt, nur schleppend voran. Und stößt du auf zusätzliche Hindernisse, kann es passieren, dass du vorzeitig das Handtuch wirfst. Gelingt es dir hingegen, das Ganze mit Neugier, Offenheit und Abenteuerlust anzugehen, minimierst du innere Widerstände, und obendrein hast du die reelle Chance, Spaß dabei zu entwickeln. Und was Spaß macht, hält man nicht nur locker bis zum Ende durch, sondern auch darüber hinaus – so wird der Erfolg dauerhaft.

DAS ALLTAGS-ICH ALS SPASSBREMSE

Leider steht uns dabei oft etwas im Weg: unser Alltags-Ich. Die meisten von uns, die etwas Grundlegendes in ihrem Leben verändern möchten, gehen an diese Aufgabe automatisch mit ihrer ganz normalen Alltagspersönlichkeit heran. Das gibt dem Vorhaben direkt eine große Ernsthaftigkeit, damit aber leider gleichzeitig auch eine enorme Schwere – auch und gerade, wenn es darum geht, Gewicht zu verlieren. Zum Glück lässt sich diese Schwere buchstäblich in Sekundenschnelle ablegen. Stattdessen kannst du dir eine Superheldenpersönlichkeit überstreifen, die alles mit großer Abenteuerlust angeht.

Wie das gehen soll? So:

DEINE SUPERHELDENMASKE

Du kennst sicher die geheimnisvollen Karnevalsmasken, wie man sie im Karneval in Venedig trägt. Oder auch Superheldenmasken wie die von Spiderman, Catwoman oder Batman. Diese Masken befähigen diejenigen, die sie tragen, zu außergewöhnlichen Taten. Taten, zu denen sie normalerweise nicht in der Lage wären. Sie schützen und verleihen Superkräfte aller Art.

Stell dir jetzt einmal vor, auch für deine Alltagspersönlichkeit gäbe es eine Maske, die du täglich trägst. Nicht im Sinne eines Mund-Nasen-Schutzes, sondern im Sinne einer Maske, die repräsentiert, wer du im Alltag bist und was du tust. Darin sind deine Arbeit, dein Privatleben, auch dein Stress, deine Sorgen enthalten. Darin stecken Dinge, die du gerne tust, aber auch das, was du nicht gerne tust.

Und genau diese Maske nimmst du jetzt einmal ab.

Führe tatsächlich deine Hand zum Gesicht und nimm die imaginäre Maske ab. Lege sie zur Seite, sie ist im Moment eher hinderlich – später kannst du sie wieder aufsetzen. In meinen Seminaren führt dieser Moment immer erst mal zu Irritation und Unruhe. Die Leute fühlen sich nackt und ungeschützt, so wie du jetzt vielleicht auch.

So soll das natürlich nicht bleiben.

Darum bekommst du nun von mir eine ebenfalls imaginäre neutrale weiße Maske, wie sie im Karnevalsshop zu bekommen ist.

Und diese Maske gestaltest du im Anschluss mit Zauberfarben. Die Farben geben der Maske und damit ihrem Träger oder ihrer Trägerin dabei zusätzlich jeweils auch eine Eigenschaft oder mehrere Eigenschaften nach Wahl: Spaß, Abenteuerlust, Neugier, Freude, Mut oder auch die Fähigkeit, mit Leichtigkeit abzunehmen.

Stelle dir intensiv vor, wie und mit welchen Zauberfarben du die Maske gestaltest – nimm gerne viele verschiedene – und wie sie sich dabei nach und nach mit all den wunderbaren Eigenschaften auflädt.

Wenn du fertig bist, ist der Moment gekommen: Jetzt setzt du dir feierlich die Maske auf!

Spürst du den Unterschied?

Deine Superheldenmaske steht dir von nun an immer dann zur Verfügung, wenn du ein wenig Kraft und Extraunterstützung beim Abnehmen brauchst oder wenn dir deine Neugier abhandenzukommen droht. Und natürlich auch in allen anderen Situationen, in denen du ein paar Superkräfte gut gebrauchen könntest.

Du kannst die Maske auch gleich auflassen, denn wir kommen direkt zu einem weiteren Experiment.

DIE ZITRONE

Stell dir vor, eine quietschgelbe Zitrone liegt vor dir auf einem Schneidebrett in der Sonne, daneben ein scharfes Messer. Nimm die Zitrone in die Hand und schnuppere zunächst an der Schale. Fühle dann mit den Fingern über die Struktur der Oberfläche. Betrachte die kleinen Poren. Nun legst du die Zitrone auf das Brett und schneidest mit Bedacht einige Scheiben der Frucht ab. Im Sonnenschein quillt glitzernd der Saft hervor und läuft dir über die Finger, du schnupperst sofort den intensiven Duft. Dann nimmst du eine der Scheiben und hältst sie dir direkt vor deine Nase. So kannst du den Duft nun ganz intensiv wahrnehmen. Und jetzt beißt du hinein in die Scheibe. Sofort zieht sich in deinem Mund durch die Säure alles zusammen, du spürst, wie sich dein Gesicht verzieht. Dann rinnt der Saft dir die Kehle hinunter, und du fühlst dich belebt und wacher als zuvor.

Na, hast du den Zitronenduft gespürt? Die belebende Frische? Die Säure, die in deinem Mund alles zusammengezogen hat? Und all das, obwohl die Zitrone nur in deiner Fantasie existierte! Ich habe einen Klienten, der visualisiert und kostet seine imaginäre Zitrone jeden Morgen unter der Dusche, um sich für den Tag bereit zu machen. Seit er dieses Ritual in seinen Tagesablauf eingebaut hat, hat er viel mehr Energie. Außerdem stärkt die Übung sein Vertrauen, dass das, was er sich vorstellt, wahr werden kann. Obendrein bekommt er durch die Vorstellung Lust auf Frisches und Gesundes. Ziemlich viele tolle Effekte auf einmal.

Bist du frustriert, weil die Übung bei dir nicht denselben Effekt gehabt hat? Keine Sorge! Eine solche Vorstellung funktioniert nicht bei allen Menschen sofort gleich gut. Manche Leute sind von vornherein besser darin, sich etwas bildlich und in allen sinnlichen Details vorzustellen, als andere. Darum ist es gut, eine Übung wie diese als Spiel zu begreifen. Voller Neugier. Motto: Ich probiere das jetzt mal spielerisch aus und schaue, was passiert. Klappt es nicht direkt, ist das kein Drama. Dann probiere ich es eben noch mal. Wenn du offen und geduldig mit dir selbst bist, wirst du bald merken: Die Vorstellungskraft lässt sich trainieren wie ein Muskel. Mit jedem Mal wird es dir besser gelingen.

Ein super Hilfsmittel dabei ist tatsächliche Erfahrung. Nimm dir einfach eine echte Zitrone und führe das Experiment in Wirklichkeit durch: Erfahre die Zitrone mit allen Sinnen. Fokussiere dich vollkommen auf das, was du spürst, siehst, riechst und schmeckst. Dann wirst du es danach wesentlich einfacher haben, dir die Eigenschaften der Zitrone auch ohne echte Frucht in Erinnerung zu rufen.

Wenn du aber noch nie tatsächlich in eine Zitrone gebissen hast oder nur irgendwann mal vor sehr langer Zeit, wird es unmöglich sein oder dir deutlich schwerer fallen, dir dies lebendig vor die »inneren Sinne« zu rufen. Und falls du Zitronen nicht magst, möchtest du wahrscheinlich auch gar nicht an eine Zitrone denken. So gut Offenheit ist, wenn du etwas verabscheust, solltest du dich auch nicht dazu zwingen. Das hat dann mit Neugier nichts mehr zu tun, sondern mit Selbstaufopferung – und die ist kontraproduktiv. Jedes Spiel zeichnet sich dadurch aus, dass man es bei Nichtgefallen nicht weiterspielt – dabei rede ich jetzt ausdrücklich nicht von »Spielen« wie dem Profifußball, denn hier ist das Spiel längst beruflicher Ernst. Ich selbst stand als Teenager auch einmal kurz vor der Entscheidung, eine Karriere als Profifußballer einzuschlagen, habe mich dann aber bewusst dagegen entschieden, solange das Ganze noch ein freiwilliges Spiel war.

Falls du also nicht so der »Zitronentyp« bist und Schwierigkeiten mit der Übung hattest, denke stattdessen einfach an eine deiner Lieblingsspeisen. Ob die gesund ist oder nicht, ist jetzt erst mal egal. Ob du von Schwarzwälder Kirschtorte träumst, einem Fischbrötchen oder Spaghetti Bolognese ist unerheblich. Auch Lieblingsgetränke funktionieren: Du kannst dir ebenfalls eine Tasse Kaffee oder Tee vorstellen, einen Caipirinha, eine Limonade oder einen Glühwein. Schließe die Augen und male dir die Köstlichkeit in allen Einzelheiten aus. Wahrscheinlich wird dir nach kurzer Zeit das Wasser im Mund zusammenlaufen. Ja, es ist durchaus denkbar, dass du eine unbändige Lust auf genau diese Delikatesse bekommst und sogar dein Magen anfängt zu knurren. Das tut er, weil dein Körper mit der Ausschüttung von Verdauungssäften und Speichel auf deine Gedanken reagiert hat. Er geht davon aus, dass jetzt gleich etwas Leckeres im Magen landet, ganz so, als stünde es vor dir auf dem Tisch, denn er kann nicht zwischen einer lebendigen Vorstellung und einer tatsächlichen Mahlzeit unterscheiden.

DEIN UNTERBEWUSSTSEIN MERKT SICH, WENN DEINER SEELE ETWAS GUTTUT

Wie kam es zu dieser höchst realen Reaktion deines Körpers? Sie fand wieder »nur« statt, weil du dir etwas vorgestellt hast. Und nicht irgendwas, sondern ein Gericht oder ein Getränk, das du sehr gut kennst und schon häufig und mit Genuss zu dir genommen hast.

Dabei lohnt es sich, sich Folgendes ins Gedächtnis zu rufen: Irgendwann waren auch deine heutigen Leibspeisen einmal neu für dich. Wahrscheinlich hast du sie in einer Phase deines Lebens kennengelernt, als du besonders offen für Neues warst. Entweder in deiner Kindheit, als ohnehin alles neu und aufregend war. Oder vielleicht auch als du dein Elternhaus verlassen und zum ersten Mal selbst nach Rezepten gekocht hast. Oder auf einer Reise in andere Länder, als du neugierig die lokalen kulinarischen Besonderheiten getestet hast.

Dein Unterbewusstsein hat seitdem in unzähligen Lerneinheiten ganz genau abgespeichert, wie diese Leckerei riecht und schmeckt, wie sie sich auf der Zunge anfühlt und vor allem: welche wohligen Gefühle sie in dir auslöst. Wohlige Gefühle sind ein sogenannter somatischer Marker: Sie geben dem Gehirn das Zeichen, eine Handlung oder Erfahrung als wichtig und zugleich wiederholenswert abzuspeichern. Ursprünglich sicherte nämlich alles, was schöne Empfindungen auslöste, das Überleben – entweder das Überleben des Einzelnen oder der gesamten Spezies. Dazu gehört natürlich nicht nur Nahrungsaufnahme, sondern zum Beispiel auch soziales Verhalten wie das Unterstützen anderer, denn in der Gruppe sind wir Menschen weniger verletzlich. Eltern macht das Kümmern um den Nachwuchs trotz großer Anstrengungen meist Freude, was wiederum dessen Überlebenschancen stark erhöht. Und Sex macht Spaß, damit wir überhaupt Nachwuchs in die Welt setzen.

Leider sind die Lieblingsgerichte vieler Menschen, die angenehme Gefühle auslösen, nicht gerade figurfreundlich. Viele von uns lieben Burger und Pommes, Schokolade und Gummibärchen, Pizza und Knabbereien und nicht so sehr Salat, Gemüseplatten und anderes, was gemeinhin als gesund gilt. Dazu gesellt sich möglicherweise eine nicht unbedingt bewusste Überzeugung, dass kulinarischer Genuss nur mit bestimmten Speisen und Getränken einhergehen kann.

Für diese Vorlieben gibt es verschiedene Gründe:

Die Evolution: Wir Menschen wurden im Laufe der Evolution darauf geeicht, Fettes und Süßes zu bevorzugen. Solche Nahrung schafft Vorräte für Krisenzeiten – und zwar in Form von Fettpolstern, die für unsere Vorfahren eine begrüßenswerte Lebensversicherung waren und keineswegs so ungeliebt, wie sie es für uns heute sind.

Erfahrungen aus der Kindheit: Unsere erste Nahrung, die Muttermilch (oder bei nicht gestillten Säuglingen auch Flaschenmilch), ist süß, eiweißreich und relativ fett. Unbewusst verbinden wir Geborgenheit und Liebe mit Nahrung, die diese Attribute erfüllt. Außerdem werden Leckereien oft mit Trost verknüpft. Wenn wir zum Beispiel als Kind immer, wenn wir traurig waren, uns wehgetan hatten oder gerade niemand mit uns spielen konnte, ein Stück Schokolade, Eis, Bonbons oder Torte bekommen haben, werden wir als Erwachsene wahrscheinlich immer noch den Impuls haben, danach zu greifen, wenn wir uns niedergeschlagen fühlen. Und gab es in einer als schön empfundenen Kindheit daheim vor allem Hochkalorisches mit viel Fett und Kohlenhydraten – sagen wir, Aufläufe, Gulasch mit Knödeln oder Bratkartoffeln –, werden wir die entsprechenden Gerichte ein Leben lang mit Umsorgtwerden verbinden.

Gesellschaftliche und kulturelle Erfahrungen: Es ist traditionell üblich, in besonders schönen und gefühlsbeladenen Situationen wie an Geburtstagen, auf Partys, an religiösen Festtagen, bei Hochzeiten, an Jubiläen oder auch im Urlaub kulinarisch über die Stränge zu schlagen und zu schlemmen. Schöne emotionale Erlebnisse werden dann unbewusst mit solchen Genüssen in Verbindung gebracht. Wir lernen: Wenn ich dies oder jenes esse, passiert etwas Schönes – und dieses »schöne« Gefühl bekommen wir dann tatsächlich, wenn wir uns kulinarisch etwas »gönnen«. Die Nahrungsmittel sind zu wirkungsvollen hypnotischen Ankern geworden – in Kürze erfährst du, wie du auch bisher nicht positiv aufgeladene Lebensmittel zu solchen Gute-Laune-Ankern machen kannst.

Persönliche Gewohnheiten: Viele von uns verknüpfen schnell verfügbare Knabbereien wie Chips, Flips, Cracker, Kekse, Erdnüsse oder den Konsum von gesüßten oder alkoholischen Getränken mit Entspannung: Ohne in der Küche stehen und etwas vorbereiten zu müssen, sinkt man nach der Arbeit mit Bier oder Limonade und einer Schale voll Knabberzeug bequem aufs Sofa oder »gönnt« sich ein Glas Wein. Oder man belohnt sich im Café mit einem Stück Kuchen und trinkt dazu einen Latte mit Karamellsirup. Hat man dann plötzlich das Bedürfnis nach Stressreduktion, liegt es auch in anderen Situationen nahe, nach den »Entspannern« zu greifen. Auch in diesem Fall funktioniert es tatsächlich: Sobald wir in den Cracker oder Keks beißen, macht sich Entspannung breit, die gesammelten Erfahrungen werden abgerufen – hier haben wir wieder das hypnotische Prinzip des Ankers.

All solche Erfahrungen überhöhen also die damit verbundenen Nahrungsmittel zu einer Art essbarem Glück. Dabei hat das nur wenig mit den Nahrungsmitteln an sich zu tun. Dass wir trotzdem von solchen Vorlieben nur schwer loskommen, hat mit dem Neurotransmitter Dopamin zu tun. Dopamin wird oft als »Glückshormon« bezeichnet, dabei macht es selbst nicht high. Es hat vielmehr die Aufgabe, uns zu Wiederholungstätern zu machen: Wenn wir einmal etwas getan haben, was mit wohligen oder auch berauschenden Gefühlen verbunden war, stiftet es uns an, dies immer wieder zu tun. Es ist auch daran schuld, dass uns das Wasser im Mund zusammenläuft, sobald wir etwas erblicken, was uns schon mal super geschmeckt hat. Dopamin spielt darum immer eine wichtige Rolle beim Entwickeln von Süchten, die oft nur teilweise und in vielen Fällen gar nicht auf enthaltenen süchtig machenden Substanzen beruhen – denke nur an Spielsucht oder Essstörungen. Die süchtig machenden Substanzen entspringen viel mehr in uns selbst.

Ähnlich wie wir, ohne ständig aktiv darüber nachdenken zu müssen, davon überzeugt sind, dass hierzulande keine gefährlichen Schlangen irgendwo zusammengerollt herumliegen, entwickeln wir also auch im Zusammenhang mit Essen mit der Zeit unterschwellige Überzeugungen, die erheblichen Einfluss auf unser spontanes Verhalten haben können. Zum Beispiel: »Schokolade tröstet.« Oder: »Alkohol entspannt.« Da ist es programmiert, dass wir in entsprechenden Situationen danach greifen.

Vielleicht wendest du jetzt ein, dass Schokolade ja tatsächlich in geringem Maß bestimmte Inhaltsstoffe enthält, die glücklich machen beziehungsweise im Gehirn ins Zufriedenheitshormon Serotonin umgebaut werden können. Und dass Alkohol messbar die Muskelspannung verringert, die Reizübertragung zwischen Nerven verlangsamt und natürlich auch berauschen kann.

Das stimmt.

Der Haken liegt hier aber im Detail versteckt. Denn im Fall der Schokolade sind die Konzentrationen der betreffenden Stoffe – der Serotoninvorstufe Tryptophan und des Alkaloids Theobromin – bei den normalerweise verzehrten Mengen viel zu gering, um tatsächlich eine spürbare Wirkung zu entfalten. Und selbst wenn wir einmal annehmen, dass du ein richtiger Schokoholic bist und Schokolade wirklich in rauen Mengen in dich hineinstopfst, setzt die Wirkung erst sehr verzögert ein. Und auch wenn beim Konsum von Alkohol der Effekt meist schneller eintritt, bedeutet »schneller« trotzdem nicht »auf der Stelle«.

Das Erstaunliche ist aber: Getröstet oder entspannt fühlen wir uns immer unmittelbar! Ganz ähnlich wie wir uns nach dem Einnehmen einer Kopfschmerztablette meistens sofort besser fühlen, obwohl die Substanzen in der Tablette erst nach etwa zwanzig Minuten eine Wirkung zeigen. Das beweist, dass unsere Vorstellung, die in Gang gesetzt wird – sozusagen ein

Placeboeffekt, ausgelöst durch Nahrungsmittel –, eine viel größere Rolle spielt.

Wie du solche für deine Figur ungünstigen Verknüpfungen zwischen dick machenden Snacks und Getränken und angenehmen Gefühlen lösen und durch förderliche ersetzen kannst, dazu kommen wir in Kapitel neun noch im Detail.

WARUM GESUNDES OFT WENIGER BELIEBT IST

Umgekehrt lernen viele von uns Nahrungsmittel, die nicht nur gesund sind, sondern auch gut für die schlanke Linie, vor allem im Rahmen von Abnehmkuren oder manchmal auch Krankheiten kennen. Dadurch werden diese Lebensmittel, Gerichte und Getränke leider häufig nicht mit Geborgenheit und Glück, sondern mit Frust, Verzicht und Mühe verknüpft: Frust über das eigene Aussehen. Frust über das beschwerte Lebensgefühl, das vielleicht mit Kurzatmigkeit und schmerzenden Gelenken einhergeht. Vielleicht auch einfach nur Frust über kneifende Rock- und Hosenbünde. Im Falle einer Erkrankung: Frust über eine akute Infektion oder Entzündung, bei der, wenn überhaupt, nur Haferschleim, geriebener Apfel, Heilwasser, Kamillentee und Gemüsebrühe erlaubt sind.

Verzicht, weil plötzlich alles, was wir bisher lecker, tröstend und entspannend fanden – siehe oben – verboten ist. Verzicht, weil es von dem, was uns schmeckt, weniger gibt. Mühe, weil wir die figurfreundlichen Mahlzeiten oft erst einmal zubereiten müssen. Nach Rezepten, die es nötig machen, zuerst zum Einkauf loszuziehen. Mühe, weil wir die Zutaten nicht so genau kennen und wir deswegen vielleicht im Supermarkt oder auf dem Markt lange gestresst hin und her rennen. Und wenn die Sachen dann auch noch teuer sind, ist unsere Laune endgültig im Eimer. Wie das Gericht am Ende schmeckt, kriegen wir da kaum noch mit. Sicher ist: Es schmeckt einfach nicht wie gewohnt und steht zwischen uns und unserem geliebten *comfort food*.

Kein Wunder, dass viele zur Überzeugung gelangen, Salat sei fad, Gemüse trist und Obst aus Genussperspektive zweite Wahl. Nach dem Verzehr sind wir dann zwar vielleicht körperlich satt, aber die Seele ist nicht gesättigt. Die ganzen Extras, die mit dem Essen einhergehen, das wir besonders lieben – wie Entspannung, Selbstbelohnung und Trost –, fehlen uns. Verständlich, dass wir oft nicht von selbst Lust auf gesundes, figurfreundliches Essen bekommen.

Wichtig ist, sich bewusst zu machen: Schuld sind daran selten die gesunde Küche und deren Geschmack, sondern es sind vielmehr die Begleitumstände, unter denen wir sie kennengelernt und abgespeichert haben.

AUCH EINE VORLIEBE FÜR GESUNDES UND KALORIENARMES IST ERLERNT

Wie kann es eigentlich sein, dass es überhaupt Menschen gibt, die wenig oder keine Probleme mit ihrer Figur beziehungsweise dem Gewicht haben? Sind das die berühmten »schlechten Futterverwerter«, die so viel essen können, wie sie wollen, bei denen es aber einfach nicht ansetzt? Das ist zwar möglich, kommt aber sehr selten vor.

Stattdessen sind die meisten Leute, bei denen es so wirkt, als seien sie »von Natur aus« schlank, Menschen, die von sich aus figurfreundliche Gewohnheiten pflegen, weil sie genau damit Wohlgefühl verbinden. Dazu gehört es, gesunde und leichte Küche zu bevorzugen, weil positive Erinnerungen daran geknüpft sind: Erfrischung zum Beispiel, die einem Obstsalat oder Smoothies zum Frühstück vermitteln. Ein Gefühl von Energie, Gesundheit und Leichtigkeit, das sich nach frischen Salaten mit vielen gesunden Zutaten oder Gemüsegerichten mit leicht verdaulichem gesunden Eiweiß aus Fisch, Geflügel oder Hülsenfrüchten einstellt. Urlaubserinnerungen an die fruchtige Süße von Sorbet oder an belebendes Kokoswasser am Strand. Oft kommen diese Menschen auch aus Familien, in denen viel Wert auf gesunde Ernährung gelegt wird. Wo zum Beispiel ein gemütlicher Fernsehabend von Gemüsesticks aus Möhren, Gurken und Sellerie mit Joghurtdip begleitet wurde statt mit Chips. Oder als Nachmittagssnack statt Kuchen Obstspieße mit Ananas und Erdbeeren genascht wurden – zu erfrischendem, eisgekühlten Wasser mit zartem Zitronenaroma, das darin schwimmende Zitronenscheiben abgaben.

Kurz: Diese Menschen haben im Laufe ihres Lebens gelernt, gesunde Ernährung zu schätzen. Einmal, weil sie für sie ganz normales Essen darstellt und keine defizitäre Ausnahmeerscheinung. Andererseits, weil sie erlebt haben, dass sie ihnen guttut. Das, was andere Leute mit Hochkalorischem assoziieren – Trost, Liebe, Entspannung und so fort –, geht für sie ganz selbstverständlich mit Gesundem und Frischem einher.

AKTIVIERE DEINE SUPERKRAFT – DIE NEUGIER

Ist ja toll für diese Menschen, denkst du jetzt vielleicht gefrustet, weil es bei dir eben leider nicht so ist und du eher positive Gefühle für Gulasch, Knödel, Erdnussflips, Marzipantorte und dergleichen hegst. Dann habe ich eine gute Nachricht für dich: Du kannst den Kreislauf, dass du immer wieder zu den gleichen Dickmachern greifst, durchbrechen. Dazu gibt es verschiedene Möglichkeiten. Ein ganz wichtiger Aspekt dabei ist die Neugier und die Bereitschaft, Dinge mit anderen Augen zu sehen. Beides lässt sich trainieren.

ALIEN-EXPEDITION SUPERMARKT

Wenn wir einkaufen, gehen wir meist auf Autopilot durch die Gänge und werfen Produkte in unseren Einkaufswagen. Wir waren schon so oft in »unserem« Supermarkt, dass wir genau abgespeichert haben, wo was steht und was wir so »brauchen«.

Ich möchte dich nun bitten, einmal so zu tun, als wärest du ein Alien-Wissenschaftler (der zufälligerweise und der Einfachheit halber die gleichen Sinnesorgane wie wir Menschen besitzt) und würdest zum ersten Mal deinen Supermarkt betreten. Sei dabei bitte nicht zu hungrig und nicht zu satt, irgendwo dazwischen ist der optimale Zustand. Nur so steuerst du nicht allen Vorsätzen zum Trotz heißhungrig auf deine Lieblingslebensmittel zu, bist aber gleichzeitig interessiert genug, das Angebot mit deinen neuen Alienaugen eingehend anzuschauen.

Am besten gehst du gegen die normale Gangrichtung, so verstärkst du den Eindruck, es mit einem fremden Ort zu tun zu haben. Du kannst natürlich auch gleich in einen Supermarkt gehen, den du normalerweise nicht frequentierst. Deine Aufgabe ist es nun, durch die Gänge zu schlendern und in dir nachzuforschen: Was spricht mich wirklich an? Und dann riechst du vielleicht mal an der Chipstüte oder an der Gummibärchentüte, die normalerweise in deinem Wagen landet. Im Anschluss riechst du an einem Apfel. Oder an einer Karotte. Oder an einer Frucht, die du noch nie gegessen hast. Was macht dir mehr Lust darauf, es zu probieren? Sind es wirklich die in einer großen Schütte übereinandergestapelten Chipstüten? Oder ist es vielleicht der Apfel, der schön beleuchtet ist? Was macht dich neugierig?

Erinnere dich immer wieder daran: Du kennst bisher nichts von alledem, du bist ein Alien. Lege nur das in deinen Einkaufswagen, was dir wirklich wie echte Nahrung vorkommt.

Schließlich wechsele von der Alien-Rolle wieder in dein normales Ich: Wie viel von deinem Wageninhalt ist deckungsgleich mit dem, was du sonst einkaufst? Und warum hast du die einzelnen Nahrungsmittel gewählt?

Wenn du dich dafür entscheidest, neugierig und offen bisher nicht so geläufige gesunde Nahrungsmittel zu kosten und zu erkunden, kannst du tatsächlich jedes Lebensmittel bewusst mit positiven Gefühlen aufladen. Wenn du willst. Du musst dich natürlich nicht zwingen, auf einmal Austern zu mögen, wenn dir schon der Gedanke an das glibberige Innere eine Gänsehaut bereitet. Oder Zitrusfrüchte zu essen, wenn dir bereits ihr Anblick sauer aufstößt. Dann ist es eine bessere Strategie, einfach einen Bogen um dieses bestimmte Nahrungsmittel zu machen. Zwar ist es, zum Beispiel unter Hypnose, grundsätzlich möglich, bisher auch extrem ungeliebtes Essen in eine bevorzugte Speise zu verwandeln – so ähnlich, wie man auch eine Spinnenphobie mit Hypnose überwinden kann. Aber solange du nur einzelnen Nahrungsmitteln absolut nichts abgewinnen kannst, verwendest du deine Energie besser darauf, gesunde Alternativen zu finden. Zum Glück ist die gesunde Speisekammer der Natur reich gefüllt. So kannst du den Vorratsschrank deines Unterbewusstseins um gesunde und kalorienarme Lebensmittel, Gerichte und die besonders gesunden kulinarischen Genüsse dieser Erde erweitern, damit sie auch dir in Zukunft intuitiv zur Verfügung stehen.

Dafür möchte ich dir nun eine kleine Anleitung geben, auf die du immer wieder zurückkommen kannst.

DEIN INTUITIVER VORRATSSCHRANK
Schritt eins: Mach dir bewusst gute Laune
Dazu darfst du alles nutzen, was dich zum Lachen bringt und dir Glücksgefühle beschert: alte Sketche und Filme, die dich schon in deiner Kindheit haben kichern lassen. Filmszenen, die dir immer wieder die Lachtränen in die Augen treiben. Bestimmte Stellen in Comics, die du superlustig findest. Witze, über die du

immer wieder lachen kannst. Komische Bücher, die dich froh machen. Vielleicht gibt es auch noch andere Dinge, etwa Tänze, bestimmte Kleidung oder Gegenstände, die du mit guter Laune, Urlaub oder Spaß verknüpfst. Oder Songs, die dich zuverlässig in Hochstimmung versetzen. Auch diese darfst du nun heranziehen. Am besten schreibst du eine Liste mit all diesen froh machenden Komponenten in dein Notizbuch, damit du darauf zurückgreifen kannst, wenn du sie benötigst.

Falls dir gerade nichts einfällt oder dir das Heraussuchen von witzigen Szenen in Filmen oder Büchern zu mühsam ist, kannst du auch folgende Übung aus dem Lachyoga nutzen. Ich mache sie häufig zu Beginn meiner Seminare, um die Teilnehmerinnen und Teilnehmer sofort in einen Modus der Entspannung zu versetzen, der sie aufnahmefähiger für die Inhalte des Seminars macht. In diesem Fall machen wir die Übung gemeinsam im Kreis, aber sie funktioniert auch zu Hause – und versetzt dich in die positive Grundstimmung, die du haben möchtest, um Angenehmes mit bestimmten Nahrungsmitteln zu verbinden.

DIE LACHENTSPANNUNG

Eine kleine Warnung: Bei allen körperlichen Zuständen, in denen der Druck im Bauchraum nicht zu sehr erhöht werden sollte, ist bei dieser Übung aus dem Lachyoga Vorsicht angebracht. Etwa bei frisch operierten Wunden, Krankheiten innerer Organe, bei Inkontinenz und auch in der Schwangerschaft. Auch Epileptiker sollten vor dem Üben von Lachyoga ihren Arzt konsultieren. Und wer gerade erkältet ist, bei dem könnte der Lach- in einen Hustenanfall übergehen.

Stell dich bequem hin, die Arme hängen lose herab.

Dann klopfst du dir mit einem lauten »He-he-he-he-he« seitlich auf die Oberschenkel.

Nun trommelst du dir mit beiden Händen auf den Bauch und rufst: »Ho-ho-ho-ho-ho«.

Dann klopfst du dir mit lautem »Ha-ha-ha-ha-ha« auf deinen Brustkorb.

Zum Schluss klopfst du mit »Hi-hi-hi-hi-hi« auf den Kopf.

Gehe das alles zunächst einmal kurz zu Übungszwecken durch, damit du später nicht ins Stocken gerätst.

Danach machst du die Lachentspannung mindestens drei Mal hintereinander – so lange, bis du spürst, wie das »künstliche« Lachen in ein echtes Lachen übergeht. Mach so lange weiter, wie du willst. Du darfst selbstverständlich auch ausgelassen herumhüpfen, mit den Armen wedeln, kichern und gackern. Dieses kleine Ritual ist die effektivste Übung, die ich kenne, und für – fast – jede und jeden durchführbar!

Anfangs kostet sie oft etwas Überwindung. Vielleicht findest du es auch schwierig oder peinlich, weil es dir künstlich vorkommt, ohne »echten Grund« zu lachen. Dann kann ich dir versichern: Das ist Übungssache. Am besten klappt es tatsächlich mit anderen zusammen, weil das Peinlichkeitsgefühl sich im gemeinsamen Lachen auflöst. Alternativ funktioniert das Lachen auch sehr gut mit dem eigenen Spiegelbild. Ich verspreche dir: Es lohnt sich!

Schritt zwei: Genieße bewusst das gesunde Nahrungsmittel

Auf dem Höhepunkt deiner guten Laune nimmst du dir nun das Nahrungsmittel, das du positiv aufladen willst, zur Hand. Setze dich damit hin. Betrachte und beschnuppere es ausgiebig. Falls es nicht gerade um eine Suppe oder ein Kompott geht, sondern um Möhren, Kohlrabi, Radieschen oder Stangensellerie, kannst du es auch befühlen (natürlich nur mit frisch gewaschenen Händen). Beiße dann bewusst ein Stückchen ab, kaue langsam und gründlich – gerade viele Gemüsesorten entfalten erst durch sorgfältiges Kauen ihre gesamte geschmackliche Vielfalt. Versuche, alle Komponenten zu erforschen: Schmeckst du Süße, Säure, Schärfe oder eine bittere Komponente? Wie sind die

Konsistenz und das Mundgefühl? Ist es knackig, frisch oder kühl? Urteile nicht, nimm einfach neugierig und mit Entdeckergeist wahr.

Schritt drei: Aktiviere ein weiteres Mal deine Gute-Laune-Quelle
Mit dem Geschmack des Nahrungsmittels auf der Zunge kehrst du nun zu deiner froh machenden Tätigkeit zurück. Lache, tanze, kichere. Statt einzelner Lebensmittel kannst du natürlich auch jede Diätmahlzeit mit angenehmen Gefühlen verknüpfen.

Diese kleine Anleitung taugt nicht nur dazu, dein persönliches Verhältnis zu beliebiger gesunder Ernährung und zur Diät deiner Wahl zu verbessern. Insbesondere der erste Schritt hilft dir auch, dich bei Stress unmittelbar zu entspannen. Das ist ungemein nützlich gegen Heißhunger auf Süßes, weil, wie wir ja schon gesehen haben, das bei Stress ausgeschüttete Hormon Cortisol den Appetit auf schnell verfügbare Kohlenhydrate anregt.

Darüber hinaus ist Lachen zur positiven Verankerung gesunder Lebensmittel in deinem Unterbewusstsein noch aus einem anderen Grund besonders günstig: Forscher der US-amerikanischen Loma-Linda-Universität haben festgestellt, dass die Konzentration des satt machenden Hormons Leptin durch das Schauen von subjektiv als lustig empfundenen Filmen sinkt. Im Gegenzug erhöhte sich der Spiegel des Appetitanregers Ghrelin. Man könnte also sagen: Lachen macht Appetit. In diesem Fall auf gesunde, kalorienarme Lebensmitteln, denen du damit einen festen Platz in deinem intuitiven Vorratsschrank einräumst.

Es ist von großem Vorteil, möglichst viele gesunde Lebensmittel kennenzulernen und ausgiebig zu kosten. Wie du gesehen hast, kann dir dein Unterbewusstsein nämlich nur Lust auf etwas machen, was es bereits kennt. Je mehr gesunde Nahrungsmittel in seinem internen »Lexikon« zur Verfügung stehen, desto mehr figurfreundliche Alternativen kann es dir intuitiv anbieten. Kennst du dagegen nur »Dickmacher«, wird es dir auch nur diese in Form von »Lust auf ...« präsentieren. Deine Neugier, gesunde und kalorienarme Nahrungsmittel für dich zu entdecken, ist also eine echte Superkraft! Ist in deinem Unterbewusstsein beispielsweise abgespeichert, dass Möhren oder rote Paprika angenehm süß und dabei knackig sind, kann es dir diese vorschlagen, wenn du plötzlich unbändige Lust auf eine süße Knabberei bekommst. Weiß dein Unterbewusstsein, dass Selleriestangen eine salzige Komponente haben, kann es dir diese ans Herz legen, wenn es dich nach etwas Salzigem gelüstet.

Je mehr natürliche und gesunde Lebensmittel dein System, also die Einheit aus deinem Körper und deiner Psyche, kennenlernt, umso besser wird es dir auch nach deiner Diät helfen können, dich gesund und figurfreundlich zu ernähren – und du wirst nicht von ungesunden Gewohnheiten an der Nase herumgeführt. Hast du zum Beispiel auf etwas Herzhaftes Appetit, kann es gut sein, dass dein Körper dir damit signalisiert, Lust auf Eiweiß zu haben, weil er Eiweiß bisher vor allem mit herzhaft gewürztem Fleisch erhalten hat. Isst du nun aber statt Fleisch Chips oder Salami, weil dein Unterbewusstsein die Würzigkeit irrtümlich mit dem Vorhandensein von Eiweiß assoziiert, bekommt dein Körper statt der eigentlich benötigten Proteine vor allem Fett und Kohlenhydrate. Darum erhältst du das Signal, immer mehr zu essen, ohne dass das eigentliche Bedürfnis nach Eiweiß dabei befriedigt würde. Hättest du aber statt Chips beispielsweise eine kleine Portion eiweißreichen Hummus aus Kichererbsen verzehrt oder eben ein kleines Stück Fleisch, wäre dein Bedarf – und damit dein Appetit – schnell gestillt gewesen.

Auf ähnliche Weise verwirrt übrigens auch Süßstoff dein System: Wenn du Lust auf Süßes hast, bedeutet das in der Regel, dass dein Körper jetzt Kohlenhydrate in einem gewissen Umfang benötigt. Greifst du nun zu einer mit Zuckerersatz gesüßten Speise, ist die Kohlenhydrate suggerierende Süße mit deiner Zunge schmeckbar. Daraufhin schüttet dein Körper in Erwartung dieser Kohlenhydrate Insulin aus. Das Insulin wiederum lässt die Körperzellen Glukose aus dem Blut aufnehmen, der Blutzuckerspiegel sinkt. Da aber die durch die Süße angekündigten Kohlenhydrate nie im Magen ankommen, wird der Heißhunger auf Süßes immer größer – und du isst wahrscheinlich wie unter Zwang viel mehr, als du eigentlich wolltest. Obendrein kann dir schwummerig werden. Viel besser wäre es also, wenn du stattdessen – zum Beispiel – einige Scheiben vollreifer Ananas, eine Dattel, ein Schälchen Beeren oder eine Banane äßest. Dann bekäme dein Körper, was er gerade benötigt, nämlich Kohlenhydrate, und dein »Süßhunger« wäre auf gesunde Weise und mit relativ wenig Kalorien schnell passé.

Aber um auf diese Idee zu kommen, müssen dein Körper und dein Unterbewusstsein die entsprechenden Alternativen kennen – und zwar möglichst gut. Auch wenn du obige Übung gerade nicht machen möchtest, ist es darum eine sehr gute Idee, das Essensumfeld vor allem auch bei einer Diätmahlzeit möglichst angenehm und ansprechend zu gestalten: mit schönem Geschirr, vielleicht ein paar Blumen auf dem Tisch und etwas ruhiger Musik. So verknüpft dein Unterbewusstsein die schöne Atmosphäre mit dem, was du isst – je häufiger du das wiederholst, umso stärker wird die neuronale Verbindung. Dein intuitiv zugängliches Lexikon wird immer umfangreicher.

Später wirst du noch mehr Möglichkeiten kennenlernen, die dir während einer Diät spielerisch Lust auf Neues machen, und so dein Engagement befeuern – weil so auch die langweiligste Abnehmkur zu einem Abenteuer wird, das du bis zum Erreichen deines Ziels problemlos durchhältst.

4

ELEMENT VIER: DEIN KÖRPER
WIE ER DIREKT DEINE MENTAL-POWER STÄRKEN UND
DIR EFFEKTIV BEIM ABNEHMEN HELFEN KANN

Und was dein Gedanke will, liebt dein Körper –
und was dein Körper liebt, will dein Gedanke.

Irmgard Keun

Vielleicht denkst du beim Stichwort »Körper« im Zusammenhang mit Abnehmen direkt an schweißtreibende Übungen und
an Tabellen, in denen der zusätzliche Kalorienverbrauch bei
einer halben Stunde Joggen, Schwimmen oder Radfahren angegeben ist. Und keine Frage: Bewegung verbrennt Energie und
kann deinen Abnehmerfolg dadurch unterstützen. Aber darum
soll es in diesem Kapitel nicht gehen. Sondern darum, wie dir
dein Körper ganz einfach dabei helfen kann, dein Abnehmziel
zu erreichen und den Erfolg dauerhaft zu machen – weil er
einen direkten Draht zu deiner Psyche und damit zu deinen
Emotionen und deiner Vorstellungskraft hat.

Ich möchte dich daher jetzt bitten, die Zitronenübung aus
dem vorigen Kapitel noch einmal zu machen. Diesmal allerdings mit einer leichten Modifikation:

ZITRONENROLLE RÜCKWÄRTS

Wieder ist es deine Aufgabe, dir vorzustellen, dass du in eine Zitronenscheibe beißt. Beginne die Übung aber diesmal damit, dass du dich auf deinen Mund und seine Bewegungen beziehungsweise Reaktionen konzentrierst. Kräusele die Zungenspitze und drücke sie gegen den Gaumen. Kräusele dann ebenfalls deine Lippen, mache die Augen klein, ziehe die Augenbrauen zusammen und verziehe das Gesicht – eben genau so, wie du es tätest, wenn du in eine echte Zitronenscheibe beißen würdest. Beobachte, was mit deiner Vorstellung passiert.

Mit einer gewissen Wahrscheinlichkeit wird dir die Vorstellung nun noch leichter gefallen sein. Warum? Ganz einfach, weil deine Mimik und auch die Bewegungen im Inneren deines Mundes, die du beim Kontakt mit einer echten Zitronenscheibe unwillkürlich an den Tag legen würdest, in deinem Unterbewusstsein zusammen mit dem Geschmack und Geruch einer Zitrone abgespeichert sind. Das motorische Muster zum Biss in die Zitrone aktiviert so umgehend die passenden Assoziationen.

Wir haben ja gesehen, wie unmittelbar das, worauf du dich konzentrierst, und das, was du denkst und für wahr hältst, deinen Körper beeinflusst – hier erlebst du, dass das Ganze auch umgekehrt funktioniert.

Du hast auch im vorherigen Kapitel schon eine Übung kennengelernt, bei der nicht nur der Geist auf den Körper, sondern auch der Körper auf den Geist zurückwirkt: Wenn du bewusst beschließt, etwas zu tun, was dich zum Lachen bringt, wird die körperliche Aktivität des Lachens deine Gedanken unweigerlich verändern. Das liegt vor allem daran, dass Lachen tief in physiologische Prozesse eingreift, die sich auf deine Stimmung auswirken, und damit unweigerlich die Richtung dessen bestimmt, was dir durch den Kopf geht. Anders gesagt: Deine Realität verschiebt sich, weil sich in dir etwas verschiebt.

Schauen wir uns auch das einmal im Detail an.

Wenn du herzhaft lachst, vertieft sich deine Atmung, deine Lunge wird bis ins letzte Bläschen mit Luft gefüllt und dehnt dadurch den kuppelförmigen Muskel unter deinem Brustkorb, das Zwerchfell, bei jeder Lachsalve mehrfach tief in den Bauchraum aus. Du »joggst« sozusagen mit deinem Zwerchfell, Lachen ist darum auch körperlich so anstrengend wie eine Runde »Hampelmann«. Eine Studie der Vanderbilt-Universität in Nashville in den USA kam zum Ergebnis, dass Lachen den Energieverbrauch gegenüber dem Ruhezustand um zehn bis zwanzig Prozent erhöht.

Auch wenn eine erhöhte Kalorienverbrennung natürlich beim Abnehmen ein durchaus interessanter Nebenaspekt ist, ist noch viel wichtiger, dass das Lachen den Ruhenerv des Gehirns – den Vagus – stimuliert, der zum Autonomen Nervensystem gehört und unter anderem für unsere Regeneration und Verdauung zuständig ist. Dadurch wird die Ausschüttung von Stresshormonen unmittelbar gestoppt. Stattdessen wird das Zufriedenheitshormon Serotonin vermehrt ausgestoßen. Niedergeschlagenheit, Angstzustände und Sorgen sind durch herzhaftes Lachen darum sofort wie weggeblasen. Stattdessen spürst du Zufriedenheit und Zuversicht. Und wenn du zufrieden und zuversichtlich bist, hast du auch entsprechende Gedanken, die dann wieder einen positiven Effekt auf deinen Körper haben können. Dieser Effekt wird noch dadurch verstärkt, dass das Lachen als hypnotischer Anker fungiert: Es ist in deinem Unterbewusstsein eng mit Erinnerungen an lustige Situationen aus deiner Vergangenheit verwoben. Darum fallen dir, wenn du plötzlich lachst, ob nun bewusst per Lachyoga initiiert oder weil dir etwas Kurioses passiert, oft auch noch so viele andere Situationen ein, in denen dir etwas Lustiges begegnet ist. Die gute Laune aus all diesen Situationen ist in deinem Unterbewusstsein sozusagen gesammelt und wird nun mit einem Mal abgerufen.

So änderst du über eine bewusst eingeleitete Aktivität deines Körpers deine Denkweise. Es ist im Grunde so, dass du mit dem Lachen deinem gesamten System, Körper und Geist, eine starke nonverbale Botschaft schickst. Die Botschaft lautet: Das Leben ist schön! Dein Unterbewusstsein wird sich sofort daranmachen, diese Botschaft mit Beweisen zu untermauern, und dich zum Beispiel auf die kleinen Glücksmomente des Alltags hinweisen. Es wird Gründe finden, warum du dankbar und hoffnungsvoll sein kannst, auch wenn vor ein paar Minuten die Welt noch gar nicht so rosig ausgesehen hat.

Hast du gerade eine Mahlzeit vor dir stehen, wird es auch diese in positiverem Licht erscheinen lassen. Und wenn du etwas mit einer positiven Einstellung verzehrst, wirst du es mehr genießen. Und je mehr du genießt, umso besser schmeckt es dir, umso weniger verpasst du deinen Sättigungspunkt und umso zufriedener macht dich die Mahlzeit oder der Snack. Win-win-win.

LACHEN IST TRANCE – ES HOLT DICH INS JETZT

Eine Übung wie die Lachentspannung hat aber noch mehr Vorteile. Einer davon: Sie versetzt dich, genauso wie es auch spontanes Lachen tut, in eine Trance. Vielleicht wundert dich das jetzt, weil du dir beim Stichwort »Trance« jemanden vorstellst, der völlig weggetreten ist, wie im Schlaf. Zugegeben, so sieht das auch manchmal aus, wenn eine Person von einem Hypnotiseur – wie zum Beispiel mir – in Trance versetzt wird. Sie starrt dann vielleicht wie ein Schlafwandler vor sich hin oder hat die Augen geschlossen, während ihr der Hypnotiseur Suggestionen vorspricht. Oder sie fixiert mit den Augen ein Pendel, das hin – und herschwingt.

Dabei hat eine Trance nie etwas mit Weggetretensein zu tun, ganz im Gegenteil. Trance ist der Zustand einer vollkommenen Fokussierung auf nur eine Sache, hier und jetzt. Darum könnte man Trance statt Weggetretensein viel besser als Hingetretensein bezeichnen: Du betrittst mit deinem Körper und deinem Geist vollständig den gegenwärtigen Moment. Darum bist du ebenfalls in Trance, wenn du mit voller Konzentration ein Bild zeichnest, Gemüse schnippelst oder Auto fährst. In solchen Momenten steht das Gedankenkarussell, das sich bei vielen von uns unaufhörlich dreht, still.

Doch kommen wir noch mal zum Lachen zurück. Dabei ist natürlich, wenigstens zu Beginn, noch der Gedanke an das präsent, was uns zum Lachen gebracht hat. Allerdings befindet sich dieser Gedanke mit uns zusammen völlig im Hier und Jetzt. Grübeleien über gestrige Versäumnisse oder Sorgen um die Zukunft haben keinen Platz. Lachst du von Herzen, bist du vollkommen davon ausgefüllt.

Dieser Zustand der Lachtrance, die daraus resultierende Entspannung und die angenehmen Gefühle lassen sich nicht nur nutzen, um neue, gesunde Nahrungsmittel auf positive Art und Weise kennenzulernen. Du kannst mit ihrer Hilfe auch ein frisches, etwa dein neues schlankes, sportliches und energiegeladenes Selbstbild in dein Unterbewusstsein sinken lassen. Oder neue, diesem gewünschten Selbstbild zuträgliche Gewohnheiten etablieren, während du alte, ungünstige Gewohnheiten loslässt. Wenn du das Lachen auf diese Weise nutzt, wird es zu nicht weniger als einer Hypnose. Denn Hypnose ist im Grunde nichts anderes als das Einschleusen von erwünschten neuen Vorstellungen – auch Suggestionen genannt – ins Unterbewusstsein.

KÖRPER UND GEIST, DAS UNTRENNBARE DREAM-TEAM

Beim Lachen wird die enge Verzahnung zwischen Körper und Geist besonders deutlich. Wissenschaftler führen sie darauf zurück, dass beides sich im Laufe der Evolution gemeinsam entwickelt hat. Es also keineswegs so getrennt voneinander ist, wie es uns vor allem in medizinischen Zusammenhängen lange vermittelt wurde. Vielleicht kennst du auch Aussagen wie: »Das ist nur ein Placeboeffekt.« Oder: »Das ist rein psychosomatisch«, womit angedeutet werden soll, dass das Problem eigentlich gar nicht »wirklich« existiert, sondern ein eingebildetes ist.

Das ist ebenso ignorant wie falsch.

Körper und Geist lassen sich nicht voneinander separieren. Wir alle sind eine Einheit. Sämtliches Gute, was wir dem Körper angedeihen lassen, hat immer auch tiefgreifenden Einfluss auf unseren Geist. Das gilt selbst für vermeintlich Banales wie regelmäßige Bewegung, leckeres und gesundes Essen, befriedigender Sex, genügend Schlaf oder auch ein wohliges Wannenbad, wenn wir durchgefroren vom Winterspaziergang hereinkommen. Und alles Gute, was wir unserem Geist gönnen – wie ein Aufenthalt in der Natur, gezielte Beschäftigung mit schönen Dingen wie Musik, Kunst und Literatur und Begegnungen mit inspirierenden Menschen –, wirkt sich sofort auch immer wohltuend auf den Körper aus.

Dummerweise ist es ebenfalls möglich, dass sich Körper und Geist gegenseitig negativ beeinflussen: Wer über längere Zeit etwa nur Fast Food, Süßigkeiten und Knabbereien in sich hineinstopft, weder genügend Schlaf noch genügend Bewegung bekommt und auch nicht auf die Signale seines Körpers hört, wird sich vermutlich deprimiert oder auch einfach »nur« nicht so richtig top fühlen. Und wer sich ständig destruktiven Gedanken hingibt oder sich von negativen Nachrichten oder Schwarzmalern herunterziehen lässt, ohne dem etwas Ausgleichendes entgegenzusetzen, wird wahrscheinlich feststellen, dass es ihm auch körperlich nicht gut geht.

Um solche Teufelskreise zu durchbrechen, kann es eine hervorragende Idee sein, die suggestive Kraft des Körpers zu nutzen. Vielen Menschen fällt es leichter, bewusst eine bestimmte Bewegung oder Körperübung auszuführen, mit deren Hilfe sie ihre Psyche positiv beeinflussen, die dann ihrerseits wieder positiv auf den Körper zurückwirkt, als zunächst die Gedanken unter Kontrolle zu bringen.

Wenn wir zum Beispiel bewusst tief atmen, signalisiert unser Körper unserer Psyche, dass alles in Ordnung ist und kein Grund zur Aufregung besteht. So kann auch der Geist in den Relaxmodus schalten, konstruktive Gedanken werden möglich. Umgekehrt funktioniert das nicht immer so gut. Wenn du schon mal probiert hast, dir selbst gut zuzureden, obwohl dein Herz gerade rast, weil dich zum Beispiel ohne Vorwarnung ein Hund angesprungen hat, weißt du, was ich meine. Darum wird beispielsweise eine klassische Hypnose auch immer mit einer bewussten körperlichen Aktivität eingeleitet, der tiefen Bauchatmung. Auch diese stimuliert den Vagusnerv, senkt den Blutdruck und verringert Angst. Die daraus folgende tiefe Entspannung macht es wiederum möglich, sich bewusst förderlichen Gedanken zu widmen – und erwünschte Suggestionen zu setzen.

DER VAGUSNERV IST DEIN FREUND – BESONDERS BEIM ABNEHMEN

Apropos Vagus: Du hast sicher schon gemerkt, dass ich immer wieder von diesem Nerv spreche.

Das hat gute Gründe.

Der Vagus ist der umfangreichste und wichtigste Teil des Parasympathikus, also des Teils des Autonomen Nervensystems, der fürs Zur-Ruhe-Kommen, für deine Regeneration und die Regulierung deiner inneren Organe zuständig ist und dein Gehirn mit ihnen verbindet. Er verzweigt sich vom Gehirn ausgehend weit im Rumpf, daher stammt auch der Name, der sich vom lateinischen Verb »vagari« ableitet, was »umherschweifen« bedeutet. Dabei funken etwa 80 Prozent der vagalen Fasern vom Körper in Richtung Gehirn, in die Gegenrichtung sind es nur die verbleibenden 20. Das bedeutet, du erreichst den Vagus effektiv mit körperlicher Aktivität oder mit Maßnahmen, die deinen Körper beeinflussen, zum Beispiel mit Massagen. Bewusst kannst du ihm hingegen wenig befehlen. Außerdem gehört zu den Aufgaben des Vagus das Feststellen des Sättigungsgefühls. Darüber hinaus ist er maßgeblich an der Geschmackserfahrung beteiligt, ein Teil der Geschmacksknospen im Mund steht mit ihm in direkter Verbindung. Dass ein Einfluss auf Sättigung und Geschmack beim Abnehmen eine Rolle spielen kann, sollte einleuchten.

Dem Parasympathikus gegenüber steht der Sympathikus, das ist der Teil des Autonomen Nervensystems, der für Aktivität und Leistung verantwortlich ist. Außerdem gibt es noch einen dritten Teil, nämlich das enterische Nervensystem, das den Magen-Darm-Trakt durchzieht und oft auch umgangssprachlich – wie ich finde, sehr treffend – als Bauchhirn bezeichnet wird. Das Bauchhirn kann autonom arbeiten, reagiert aber auf Signale des Sympathikus und Parasympathikus und kann selbst Signale ins Gesamtsystem schicken. Letzteres tut es, das hat neuere Forschung gezeigt, über den Vagusnerv.

Seine Hauptaufgabe ist naheliegenderweise die Verdauung, aber das Bauchhirn hat auch bedeutenden Einfluss auf unser Immunsystem und unsere Stimmung – unter anderem darum kann eine Wärmflasche der Seele guttun. Außerdem weiß man inzwischen, dass Erinnerungen nicht nur im Gehirn gespeichert werden, sondern in Form von Empfindungen auch im Bauchhirn, das mit den gleichen Botenstoffen arbeitet. Siehst, hörst, riechst oder spürst du zum Beispiel etwas, was dich unbewusst an eine emotional markierte Situation aus der Vergangenheit erinnert, aktiviert dein Bauchhirn blitzschnell ein entsprechendes Gefühl. Dieses Gefühl nimmst du dann als Bauchgefühl oder Intuition wahr – entweder warnend oder unterstützend.

Alle drei Systeme sind wichtig, und sie stehen in Wechselwirkung miteinander. Am besten geht es uns, wenn sie in Balance agieren und dadurch Aktivität und Erholung in einem ausgeglichenen Verhältnis zueinander stehen. In unserem Alltag ist es aber häufig so, dass der Sympathikus das Ruder in der Hand hält. Wir stehen unter Druck, sind gestresst, schlafen schlecht, kommen wenig oder zumindest nicht ausreichend zur Ruhe. Wir nehmen unsere Mahlzeiten oft gehetzt ein, greifen zu dem, was am einfachsten verfügbar ist – oft Fast Food oder fertige Snacks. Oder wir lassen das Essen unter Zeitdruck gleich ganz ausfallen, wodurch der Heißhunger bald so groß wird, dass wir verfügbare Nahrung bei der nächsten Mahlzeit nur umso mehr und umso unkontrollierter in uns hineinstopfen. Unsere Verdauung rebelliert, der sogenannte »Reizdarm« ist längst eine Volkskrankheit.

Falls du jetzt gerade heftig genickt hast, weil vieles davon auf dich zutrifft, kannst du davon ausgehen, dass dein Vagusnerv zu selten den Ton angibt. In diesem Fall stehen die Zeichen für eine erfolgreiche Gewichtsreduktion leider nicht günstig, denn …

… dein System – Körper und Geist – funktioniert unter Stress weitgehend auf Autopilot. Alte Gewohnheiten, auch in Sachen Ernährung, sind dann übermächtig. Das Etablieren neuer Verhaltens- und auch Denkweisen ist nahezu nicht möglich.

… dein Cortisol-Level ist hoch, der Blutzuckerspiegel ist instabil und sinkt schnell ab, dadurch entwickelst du immer wieder überwältigende Lust auf Süßigkeiten und Knabbereien.

… durch schnelles Essen verpasst du deinen Sättigungspunkt und isst mehr, als dir guttut. Du signalisierst deinem System, dass Nahrung rar ist und die Energie daraus möglichst gespeichert werden sollte (lies hierzu auch noch einmal Kapitel zwei).

… du nimmst dir keine Zeit für deine Mahlzeiten, verspürst darum ein Genussdefizit und hast unbewusst das Gefühl, dir etwas Gutes tun zu müssen. Das gibt dir den Impuls, nach dem zu greifen, was du bisher als *comfort food* kennengelernt hast – in den meisten Fällen sind das kohlenhydrat- und fettreiche Gerichte, Snacks oder Gebäck.

… deine Verdauung kann beeinträchtigt sein, du fühlst dich deswegen unwohl und bekommst möglicherweise auch nicht alle wichtigen Nährstoffe, die du brauchst. Ist das der Fall, entwickelst du Appetit, weil dein Körper durch Quantität die mangelnde Qualität ausgleichen möchte.

Im Gegensatz dazu haben Wissenschaftler in neueren Studien festgestellt, dass übergewichtige Mäuse durch eine künstliche, aber ausgeklügelte elektrische Stimulation des Vagusnervs mithilfe eines Implantats auf der Magenwand weniger fraßen als die Kontrollgruppe und allein durch diese Maßnahme innerhalb von drei Monaten 38 Prozent ihres Körpergewichts verloren. Nun sind Mäuse zwar keine Menschen, aber die Forscher glauben aufgrund dessen, was über den Vagusnerv bekannt ist, dass sich das Ergebnis auf den Menschen übertragen lässt.

Vieles spricht also dafür, den Vagusnerv bewusst zu aktivieren und für Entspannung und Ausgleich im Alltag zu sorgen. Zum Glück ist kein Implantat und keine OP dafür nötig. Fragst du einen Arzt, wird er dir vermutlich empfehlen, dich sportlich zu betätigen. Und es stimmt: Selbst bei einem einfachen Spaziergang werden Stresshormone wirksam abgebaut, und auf die körperliche Anspannung folgt automatisch körperliche Entspannung – dein System kommt in Einklang. Du kannst auch meditieren und so dein Autonomes Nervensystem wieder ausgleichen. Im Idealfall verbindest du sogar Meditation und Bewegung, indem du zum Beispiel Yoga, Qigong oder Tai-Chi lernst. Die beiden Letztgenannten gehören streng genommen zu den fernöstlichen Kampfsportarten, deren weitere Vertreter wie Karate, Aikido, Jiu-Jitsu und so weiter ebenfalls immer eine stark meditative Komponente haben, weil sie vollkommene Konzentration auf die ausgeführten Bewegungen erfordern – wie du nun weißt, erzeugt diese Fokussierung immer eine Trance. Und natürlich ist es auch eine Supersache, Entspannungstechniken wie zum Beispiel autogenes Training oder progressive Muskelentspannung zu erlernen.

Nun schlägst du vielleicht gerade die Hände über dem Kopf zusammen, weil du in deinem stressigen Alltag keine Zeit dafür hast, eine neue Sportart anzufangen. Oder dir kommt das neben deinem Vorhaben abzunehmen wie ein zweites Riesenprojekt vor, das du dir nicht auch noch zutraust. Dann habe ich eine gute Nachricht für dich: Zum Glück lässt sich der Vagusnerv mit ganz einfachen Methoden stimulieren, die weder zeitraubend noch schwierig zu erlernen sind. Übrigens werden Übungen wie die folgenden auch in die bereits angesprochene Neuroathletik integriert. Die Neuroathletik hat sie zwar nicht erfunden, wendet sie aber systematisiert an, in erster Linie für die Verbesserung sportlicher Performance – deine »Abnehmperformance« kannst du dabei aber genauso steigern. Du kannst die folgenden Übungen als Sofortentspannung nutzen, wann immer du dich gestresst fühlst. Bereits das kann sich positiv auf deinen Abnehmerfolg auswirken, weil es all den genannten negativen Aspekten des Stresses wirkungsvoll etwas entgegensetzt.

Doch das ist nur eine Einsatzmöglichkeit. Führst du die Übungen lange genug durch, eignen sich einige davon auch sehr gut, um Gedankenspiralen anzuhalten, eine Trance einzuleiten und damit die Voraussetzung zu schaffen, Suggestionen zu setzen, die neue förderliche Überzeugungen über deinen Körper – in Form von gezielter Vorstellung oder Suggestionen – in dein Unterbewusstsein schleusen. Damit leisten die Übungen das, was in der klassischen Hypnose eine Induktion macht: Sie leiten einen hypnotischen Zustand ein.

Fürs Erste möchte ich dich bitten, eine oder mehrere der Übungen, die ich dir gleich zeigen werde, immer dann zu machen:

… wenn du dich akut gestresst oder unter Druck fühlst.
… wenn du plötzlich unbändigen Appetit auf eine Süßigkeit oder einen Snack entwickelst, der in deinem Ernährungsprogramm nicht vorgesehen ist.
… bevor du eine Mahlzeit einnimmst oder etwas trinkst.

Und außerdem: wann immer du Lust dazu verspürst.

Es gilt: Je häufiger du übst, desto besser! Einiges kannst du auch ganz einfach in deinen Tag einbauen und zur seelenpflegenden Routine machen. So kannst du den Stress schnell spürbar reduzieren, isst langsamer und genussvoller. So manchen Snack, den du zunächst herunterschlingen wolltest, wirst du garantiert schon allein deswegen links liegen lassen. Nicht alle Übungen werden dir gefallen oder den gleichen positiven Effekt auf dich haben. Vielleicht probiert deine Partnerin oder dein Partner eine Übung aus und findet sie wunderbar, die bei dir überhaupt nicht zu wirken scheint. Menschen sind unterschiedlich, auch ihre Körperbereiche können unterschiedlich stark reagieren. Vieles ist aber auch eine Sache des Trainings, denn die neuronalen Verbindungen werden mit jeder Nutzung gestärkt und enger geknüpft, wie ein Tau, das mit immer neuen Fäden verstärkt wird. Am besten probierst du alle Vorschläge der Reihe nach einmal durch. Empfehlenswert ist es auch, Übungen, die noch nicht so gut wirken, in Abständen mal wieder zu testen. Notiere in dein Notizbuch, welchen Effekt du bei den einzelnen Übungen an dir wahrnimmst. Wirst du ruhiger? Müde? Spürst du irgendwo ein Kribbeln? Steigt deine Stimmung? Was passiert mit deinem Herzschlag und deiner Atmung? Wahrscheinlich wirst du bald deine Lieblings-Vagusübungen haben, auf die du immer wieder zurückkommst.

Doch legen wir los.

GIB DEN TON AN: SUMMEN UND SINGEN

Vielleicht hast du schon mal gemerkt, dass du dich besonders entspannt gefühlt hast, nachdem du lauthals einen Song im Radio mitgesungen oder mitgesummt hast. Das ist kein Zufall. Singen – besonders von tieferen Tönen – versetzt deinen gesamten Körper, aber vor allem deinen Kopf und dort natürlich den Rachenraum, den Kehlkopf und den Hals in Schwingungen, die den Vagus aktivieren. Außerdem vertieft es die Atmung und »erwischt« so obendrein auch noch die Anteile des Vagus im Brust- und Bauchraum. Intensives Summen hat daneben noch weitere positive Nebeneffekte wie etwa die Ausschüttung entzündungshemmender Substanzen in den Nasennebenhöhlen und deren Belüftung – falls du hier häufig Probleme hast, ist dies deine Übung. Besonders gut wirken die Vokale »o«, »a« und »u«. Probiere doch einfach mal das klassische »Om« der Yogi aus, die diese Silbe nicht ohne Grund wählen, um ihre Meditationen zu vertiefen.

Je kräftiger du singst oder summst, desto besser. Musik hören kann zwar auch entspannen und deine Stimmung heben, genügt aber allein nicht, um den Vagus in Schwingung zu versetzen.

DIE KRAFT AUS DEM RACHEN

Klingt skurril, ist aber Tatsache: Gurgeln stimuliert den Vagusnerv und entspannt unmittelbar. Der Vagus steht, wie schon im vorherigen Punkt erwähnt, in direkter Verbindung mit der Rachen- und Kehlkopfmuskulatur. Auf diese wirkt Gurgeln punktgenau – je länger, umso besser. Unter anderem aus diesem Grund ist auch Genuss beim Essen so wichtig, denn auch bewusstes Essen aktiviert über die Rachen- und Kehlkopfmuskeln den Ruhenerv. Der Vagus spielt sogar beim Schmecken eine Rolle, weil er der Nerv ist, der einen Teil der Geschmacksknospen mit dem Gehirn verbindet. Außerdem ist der Vagus wesentlich am Sättigungsgefühl und der wohligen Entspannung nach einer befriedigenden Mahlzeit beteiligt.

AN SCHOKOLADE SCHNUPPERN

Richtig gelesen! Das Schnuppern an Schokolade aktiviert den Vagusnerv so effektiv, dass der Körper mit einem Sättigungsgefühl reagiert. Das wird dabei nicht nur subjektiv so empfunden, sondern ist auch objektiv messbar: in einem Rückgang des Appetithormons Ghrelin für mehrere Stunden. Dies wurde in einer niederländischen Studie festgestellt. In der Kontrollgruppe, die tatsächlich Schokolade aß, war die Sättigung nicht so anhaltend. Falls es dir wie eine Tortur vorkommt, an einer Tafel Schokolade riechen zu müssen, ohne hineinbeißen zu dürfen: Inzwischen gibt es sogar Schokolade zum Riechen. Entweder als Parfum oder als nach Schokolade duftendes Balsam, das direkt unter der Nase aufgetragen wird.

ATMEN NACH ZAHLEN

Es gibt viele Übungen, die den Atem vertiefen, also eine sogenannte Bauchatmung induzieren – sie alle stimulieren auch den Vagusnerv und wirken ausgleichend aufs Autonome Nervensystem. Welche du machst, ist dabei eigentlich egal. Eine bekannte

Übung ist die 4-7-8-Atmung nach dem US-amerikanischen Mediziner Andrew Weil. Du kannst sie im Sitzen, Stehen oder Liegen ausführen.

Wichtig: Wird dir bei einer Atemübung, ob nun bei dieser oder einer anderen, schwindlig, schlecht oder schwarz vor Augen oder fühlst du dich plötzlich benommen, solltest du sofort pausieren und erst weitermachen, wenn es dir wieder besser geht. Außerdem solltest du NIEMALS eine Atemübung machen, wenn du am Steuer eines Autos oder anderen Gefährts sitzt oder Maschinen bedienst.

Die 4-7-8-Atmung geht so:
1. Atme tief aus, sodass sich deine gesamte Lunge möglichst restlos leert.
2. Lege deine Zunge nun locker an den Gaumen, direkt über die obere Zahnreihe. Während du dann durch die Nase einatmest, zähle langsam im Geiste bis vier. Hilfreich ist die Vorstellung, dass dein Bauch ein Gefäß ist, das sich von unten nach oben mit deinem Atem füllt – so wie sich auch bei einem Glas Wasser, das du dir eingießt, erst der untere Teil füllt.
3. Halte die Luft an, während du langsam bis sieben zählst.
4. Atme dann durch den Mund gegen den leichten Widerstand deiner geschürzten Lippen aus, während du langsam bis acht zählst (also doppelt so lang, wie du eingeatmet hast). Stelle dir dabei vor, dass sich das Gefäß von oben nach unten leert.
5. Wiederhole das mehrmals.
Dabei ist es nicht wichtig, exakt die Sekundenzahl einzuhalten. Vielleicht ist deine Lunge bei »vier« noch lange nicht voll dann darfst und solltest du ruhig noch länger einatmen. Auch das Luftanhalten ist eher eine Option. Du musst auch nicht unbedingt durch den Mund ausatmen, sondern kannst, wenn dir das angenehmer ist, durch die Nase ausatmen.

Wichtig sind aber zwei Punkte:
- Das Verhältnis des Ein- und Ausatmens zueinander: Das Ausatmen sollte immer ungefähr doppelt so lange dauern wie das Einatmen! Dieses Verhältnis ist vielen Atemübungen gemein, zum Beispiel auch der wechselseitigen Nasenatmung aus dem Yoga, bei der man durch ein Nasenloch ein- und durch das andere ausatmet.
- Und dass du wirklich in den Bauch atmest, sich deine untere Bauchdecke also während der Übung hebt und senkt.

Die 4-7-8-Atmung wurde übrigens dafür berühmt, das Einschlafen in wenigen Minuten zu fördern. Diesen Effekt hat aber nicht nur Weils Übung, sondern den haben alle Atemübungen, die die Bauchatmung unterstützen, eben weil sie den Vagusnerv anregen und stark entspannen. Liegst du dabei nicht im Bett, wirst du davon auch eher nicht einschlafen, sondern »nur« einen stark entspannenden und beruhigenden Effekt verspüren. Bist du hingegen bereits müde und erschöpft und liegst, helfen dir Übungen wie diese tatsächlich einzuschlummern. Weil du dich auf das Zählen konzentrierst, stoppen sie auch zuverlässig wirbelnde Gedanken, die oft das Einschlafen behindern.

Ein guter Schlaf ist übrigens auch beim Abnehmen von großer Wichtigkeit: In Studien wurde festgestellt, dass bei Probanden, die während einer Diät achteinhalb Stunden schliefen, die Hälfte der verlorenen Kilos aus Fett bestanden. Bei den Probanden, die nur fünfeinhalb Stunden schliefen, war der Fettverlust nur halb so hoch, der Rest der verlorenen Pfunde – 75 Prozent – war Muskelmasse. Bei einer Diät Muskelmasse zu verlieren ist kontraproduktiv, weil mit geringerer Muskelmasse auch der Energieverbrauch sinkt. Darum ist neben Bewegung auch ausreichend Schlaf wichtig – mindestens zum Erhalt der Muskeln. Für einen gesunden Erwachsenen liegt die optimale Schlafdauer im Schnitt bei sieben bis acht Stunden.

KALTBLÜTIG ENTSPANNT

Okay, dieser Tipp ist vermutlich nicht jedermanns oder -fraus Sache: In eiskaltes Wasser zu tauchen oder kalt zu duschen sind nämlich ebenfalls ausgezeichnete Vagusstimulatoren. Gleiches gilt fürs Baden in natürlichen Gewässern, die selten Badewannentemperatur haben. Die Skandinavier, die sich das ganze Jahr über nach der Sauna im Meer oder in Seen abkühlen, irren nicht: Der Kältereiz aktiviert den Vagus, bringt Endorphine zum Sprudeln und beugt laut zahlreichen Studien nachweislich Depressionen vor. Vorher aufwärmen ist aber nicht verboten, und lange muss es auch nicht sein, einige Sekunden »Kälteschock« reichen bereits.

DA SCHAU AN

Die Muskeln rund um die Augen stehen in direkter Verbindung mit dem Vagus. Vielleicht hast du auch schon mal festgestellt, dass du unter Stress schlechter siehst und im Urlaub plötzlich gestochen scharf – hier hast du den Grund, denn Stress aktiviert den Sympathikus und dämpft den Parasympathikus und damit den Vagus. Alles, was deine Augen trainiert, kommt wiederum dem Vagustonus zugute. Augenübungen sind allerdings anstrengend – überfordere dich darum nicht und mach Pausen, besonders, wenn dir schwindlig wird oder du dich unwohl fühlst. Besser häufiger kurz als einmal lang und dann nie wieder.

Du kannst Folgendes ausprobieren:

1. Male deinen Namen in Großbuchstaben mit den Augen nach. Mache nach jedem Buchstaben eine kurze Pause und schließe die Augen. Wenn du schon geübter bist, kannst du auch einmal versuchen, deinen Namen in einem Rutsch in Schreibschrift nachzuzeichnen.

2. Nun kannst du einen Bleistift nehmen, diesen vor dein Gesicht halten und die Spitze mit den Augen fixieren. Dann beschreibst du eine Spirale, die sich langsam von deinem

Gesicht entfernt, mal größer und mal kleiner wird, dann wieder zurückkehrt und schließlich in die entgegengesetzte Richtung dreht. Halte dabei die ganze Zeit den Blick auf die Bleistiftspitze gerichtet.

Diese Übungen kommen besonders Schreibtischarbeitern zugute. Außerdem sind sie wohltuend für notorische Grüblerinnen und Grübler, denn das Fixieren des Blicks stoppt auch galoppierende Gedanken. Das ist auch der Grund, warum Yogi ihren Blick bei der Meditation auf das Zentrum eines kunstvollen, symmetrischen Bildes, eines Mandalas, heften. Übrigens weißt du jetzt auch, warum Hypnotiseure die zu hypnotisierende Person auffordern, einen Gegenstand mit den Augen zu verfolgen: Entspannung und Trance folgen auf dem Fuße.

GRIMASSEN SCHNEIDEN

Sämtliche Gesichtsmuskeln stehen mit dem Vagusnerv in direkter Verbindung. Zwischendurch mit den Augenbrauen, der Nase oder den Ohren zu wackeln, den Mund in alle Richtungen zu verziehen, ein erstauntes »O« zu formen, zur Nasenspitze zu schielen oder zu versuchen, mit der Zunge die Nase zu berühren macht Spaß und entspannt. Du kannst das Ganze auch zu einem Spiel mit (deinen) Kindern machen: Wer am längsten die lustigsten Grimassen schneiden kann, bekommt einen Punkt. Oder einer macht etwas vor und die anderen machen es nach. Wenn ihr euch dabei vor Lachen nicht halten könnt – umso besser, denn welche positiven Auswirkungen das Lachen hat, hast du schon gelesen.

KEEP SMILING

Auch die zum Lächeln nötigen Muskeln aktivieren den Nervus vagus. Lächeln hat aber noch einen weiteren Effekt: Wie das Lachen ist Lächeln ein hochwirksamer hypnotischer Anker. Weil du normalerweise immer dann lächelst, wenn etwas Schönes passiert, verknüpft dein Gehirn mit der Bewegung des Lächelns eine angenehme Stimmung. Diese wird nun gesammelt abgerufen. Darum steigt deine Laune, wenn du eine Weile bewusst lächelst. Dieser Effekt wird Facial Feedback genannt und ist gut untersucht. Dabei ist bewusstes Lächeln ein Teilbereich des Body Feedback – und dazu kommen wir jetzt.

BODY FEEDBACK – SO, WIE DU DEINEN KÖRPER BENUTZT, SO FÜHLST DU DICH

Ein großes Problem beim Durchhalten einer Diät ist das Hochhalten der Zuversicht und das Vertrauen, es zu schaffen. Besonders, wenn zwischendurch der Zeiger der Waage zu stagnieren scheint oder du auf andere Hindernisse stößt. Auf welche verschiedenen Aspekte es bei der Motivation genau ankommt und wie du Schwierigkeiten überwindest, werden wir uns noch im Detail ansehen. Hier möchte ich dir zunächst einmal zeigen, wie dein Körper untrennbar mit deiner Motivation verbunden ist und wie er dich von vornherein wirkungsvoll unterstützen kann – und natürlich auch immer dann, wenn du es besonders benötigst.

Im vorigen Abschnitt hast du erfahren, dass bewusstes Lächeln nicht nur über eine Stimulation des Vagusnervs deine Stimmung hebt, sondern auch über einen Mechanismus, der Facial Feedback genannt wird: Du signalisierst deinem Gehirn mit deinem Lächeln eine bestimmte Stimmung, die es in der Vergangenheit kennengelernt hat. Das Lächeln wirkt wie eine nonverbale Suggestion. Statt verbal zu äußern: »Ich bin fröhlich«, spielt deine Mimik deinem Gehirn einfach vor, wie es sich fühlen will – daraufhin wird das Unterbewusstsein aktiv und holt aus seinem Archiv alles Passende hervor, die zugehörigen neuronalen Schaltkreise im Gehirn und auch im Bauchhirn werden aktiviert. Ergebnis: Deine grüblerischen, melancholischen, selbstzweifelnden Gedanken machen sich daran zu verschwinden. Nicht ganz so effektiv wie beim Lachen, das eine ähnliche Botschaft sendet, aber zusätzlich noch viel stärker auf physiologische Prozesse wirkt.

Grundsätzlich gilt: Die Gesamtheit deines Körpers und deiner Psyche merkt sich zu jeder Situation, die du erlebst, die Zusammenhänge und Stimmungen. Zu Lächel-Situationen und auch zu Lach-Situationen merkt es sich das Gefühl, das damit einhergeht. Zu den Heruntergezogene-Mundwinkel-Situationen wird ebenfalls das damit verbundene Gefühl sorgfältig aufbewahrt. Das Gleiche gilt für jede Körperhaltung und jede Bewegung. In den Achtzigerjahren haben die Psychologen Carolyn Gotay und John Riskind diesen Zusammenhang zum ersten Mal eingehender untersucht. Sie verkabelten Studenten für ein vermeintliches Experiment zur Leitfähigkeit der Muskeln mit Elektroden. Eine Studentengruppe musste aufgrund der Platzierung der Kabel gebückt sitzen, die andere aufrecht. In dieser Haltung verharrten die Probanden einige Minuten. Die Verkabelung war dabei nur ein Vorwand, um die jeweilige Körperhaltung zu erzwingen. Nachdem die Kabel entfernt worden waren, sollten alle Studenten einen absichtlich komplizierten Test machen. So schwer, dass er selbst für die Schlausten letztlich nicht vollständig zu bestehen war. Dabei zeigte sich aber, dass die Studenten, die zuvor gebückt gesessen hatten, viel schneller das Handtuch warfen. Die andere Gruppe der »aufrechten Sitzer« war wesentlich motivierter, hielt länger durch und erzielte auch bessere Ergebnisse als die erste Gruppe.

Andere Forscher haben später herausgefunden, dass bei Menschen, die eine Zeit lang willentlich selbstbewusste Körperhaltungen oder auch besonders kraftvolle Yoga-Posen einnehmen, das Level von Stresshormonen im Blut sinkt und dafür das Niveau des Testosterons steigt. Das ist auch bei Frauen der Fall, allerdings in geringerem Umfang als bei Männern. Das bedeutet nun nicht, dass diese nun einen Bart bekämen und ihre Weiblichkeit verlören. Testosteron wird in den Eierstöcken und in den Nebennieren auch stets im weiblichen Körper gebildet und gibt Impulse für viele physiologische Vorgänge. Es kommt hier auf das Verhältnis zu den anderen Hormonen an, schon wenig mehr Testosteron entfaltet eine subtile Wirkung. In diesem Zusammenhang steht Testosteron bei allen Geschlechtern für gesteigertes Selbstbewusstsein, aber auch für Gelassenheit.

Bei Menschen, die eine zusammengesunkene Körperhaltung annehmen, steigt hingegen das Niveau von Stresshormonen im Blut an. Dies hat einen direkten negativen Einfluss auf die Produktion des Zufriedenheitshormons Serotonin, die dadurch sinkt. Einleuchtend, dass es dadurch deutlich schwieriger werden kann, eine positive Zukunftsvision zu entwickeln. Mal ganz abgesehen von den weiteren Nachteilen, die Stresshormone auf den Abnehmerfolg haben können. Nun haben viele Menschen, die gerne abnehmen möchten, sowieso schon häufig ein Problem mit ihrem Körper. Sie mögen ihn nicht – denn darum wollen sie ja abnehmen. Wenn sich das Unglück darüber in einer zusammengesunkenen Körperhaltung äußert, kannst du dir nach dem, was du gerade gelesen hast, ausmalen, dass dies das Abnehmen massiv behindern kann.

Die Lösung?

Ganz einfach: Nimm die Haltung eines Menschen an, der an sich glaubt und sein Ziel bereits erreicht hat. Bevor du jetzt einwendest, dass das leichter gesagt als getan ist: Ist es nicht! Dazu musst du nicht bereits an deinen Erfolg glauben, du *simulierst* diesen Glauben erst einmal nur mit deinem Körper. Ein bisschen so wie ein Schauspieler, der sich ganz in eine Rolle einlebt, um sie, ja, glaubwürdig zu »verkörpern«.

Um dir zu erläutern, was du da genau tun kannst und wie unglaublich wirksam es ist, möchte ich dir jetzt eine kleine, sehr persönliche Geschichte erzählen:[5] Als ich vor einigen Jahren mitten auf einer Tournee plötzlich schwer erkrankte und weit

weg von zu Hause und meiner Familie ins Krankenhaus einge-
liefert wurde, war ich drauf und dran, die Hoffnung zu verlieren. Wochenlang ging es mir kein bisschen besser, sondern immer schlechter. Die Ärzte wollten mich nicht belasten und
waren vorsichtig mit pessimistischen Äußerungen, aber ich
merkte deutlich, dass sie besorgt waren. Ich erfasste auch ohne
entsprechende Äußerungen, dass mein Leben gerade am seide-
nen Faden hing. Weil ich starke Schmerzen hatte, die nur durch
erhebliche Mengen von Morphinen mehr schlecht als recht in
Schach gehalten werden konnten, war mein sonst glasklares Fo-
kussierungsvermögen stark in Mitleidenschaft gezogen. Sämtliche mentale Übungen, die normalerweise in der Lage waren,
mich aus jedem Loch zu holen, funktionierten plötzlich nicht
mehr. Mit meinen Gedanken war gerade kein Blumentopf zu
gewinnen. Nur einen Gedanken konnte ich ohne Unterlass denken. Und der lautete: Ich will nach Hause zu meiner Familie,
und dafür muss ich wieder gesund werden!

Eines Morgens fiel mir plötzlich eine Übung ein, die ich
manchmal mit meinen Seminarteilnehmern mache, um die
Stimmung unter den Leuten, die sich noch nicht kennen, zu lo-
ckern und sie aufnahmefähiger für die folgenden Seminar-
inhalte zu machen: das Ypsilon des Erfolgs. Wenn du bereits Bücher von mir gelesen hast, kennst du es vielleicht schon. Weil
diese Übung so wertvoll ist und auch dann wirkt, wenn alles andere versagt, werde ich sie dir hier ebenfalls vorstellen. Ich habe
sie damals zunächst liegend im Bett gemacht, weil ich nicht mal
aufstehen konnte. Später, als es mir schon ein wenig besser
ging, unter der Dusche und bei meinen Ausflügen mit Infusi-
onsständer auf dem Krankenhausflur. Ein Ypsilon sieht aus wie
eine Weggabelung – und für mich markierte es, dass ich mich
für den richtigen Weg entschieden hatte. Den zur Genesung.
Allmählich stellte sich wieder Zuversicht ein. Parallel dazu ver-
besserten sich meine Werte. Die Morphindosis konnte allmäh-

lich verringert werden, ich konnte wieder klarere Gedanken fassen. Meine Vorstellungskraft erholte sich mit meiner körperlichen. Ich war über den Berg. Doch nun zum Wunder, das all dies vollbracht hat – davon bin ich überzeugt:

HÄNDE HOCH: DAS YPSILON DES ERFOLGS

Wenn blinde Athletinnen und Athleten das Ziel erreichen, tun sie etwas, was auch sehende Sportler tun: Sie reißen die Arme hoch, sodass ihr gesamter Körper ein großes Ypsilon bildet. Und zwar nicht, weil ihnen irgendjemand irgendwann einmal beigebracht hat, dass man das so macht, wenn man eine Zielgerade überquert, sondern weil diese Geste ein instinktiver Ausdruck für Erfolg ist. Sie ist uns angeboren so wie das Lächeln und Lachen, wenn wir uns freuen, und das Weinen, wenn wir traurig sind. Die Geste und ihre Botschaft schlummern in uns, sogar wenn wir sie noch nie persönlich zum Ausdruck gebracht haben, ist sie ein Teil der menschlichen Phylogenese, also der Entwicklung unserer Art über Jahrmillionen von Jahren. Und damit auch von jedem Einzelnen von uns. Das bedeutet: Wenn wir die Arme bewusst hochreißen, selbst wenn wir gerade – noch – keinen Grund zum Jubeln haben, signalisieren wir unserem Geist damit unmissverständlich: Ich habe Erfolg! Das, was ich tue und anstrebe, gelingt! Ich bin ein Sieger! Und das alles auch dann, wenn wir uns gerade gar nicht so fühlen. Doch wir können sicher sein: Unsere Psyche wird dem Körper folgen. Zuversicht wird sich einstellen, Zweifel werden verschwinden. Dadurch fühlen wir uns nicht nur unmittelbar besser. Es wird auch (wieder) leichter, unser Ziel – das wir in Wirklichkeit ja noch gar nicht erreicht haben, aber erreichen wollen – wieder anzuvisieren. Es uns in allen Details vorzustellen und die nötigen Schritte darauf zuzutun.

Probiere es darum jetzt gleich einmal aus. Reiße die Arme hoch, als hättest du bei der Fußballweltmeisterschaft das entscheidende Tor geschossen. Die Goldmedaille bei Olympia umgehängt bekommen. Als hättest du den unbesiegbaren Gegner doch überwältigt. Oder am besten: Als erblicktest du auf der Anzeige der Waage die ersehnte Zahl. Als passten deine alten Lieblingsklamotten endlich wieder. Die Vorstellung, dein Abnehmziel erreicht zu haben, wird dir nämlich jetzt vermutlich deutlich leichter fallen, als wenn du dabei zusammengesunken auf dem Stuhl hockst.

Wichtig: Bei der Übung ist es nicht mit ein paar Sekunden getan. Lass die Arme erst mal oben! Wedele damit! Recke sie immer wieder in die Höhe! Drehe dich um deine Achse und sonne dich in deinem Erfolg! Kurz: Tu einfach alles, was Sieger so tun! Spüre dabei in dich hinein. Du wirst vermutlich ein deutliches Gefühl von »Ja!« oder »Juhu!« oder »Endlich!« bemerken, dem du dich jetzt voll hingeben darfst. Du darfst auch jubeln und jauchzen.

Wenn du diese Übung morgens nach dem Aufstehen machst, wirst du einen völlig anderen Tag erleben, als wenn du dich einfach missmutig aus dem Bett schälst. Machst du sie zusätzlich abends vor dem Schlafengehen, gibst du deinem zu diesem Zeitpunkt besonders aufnahmebereiten Unterbewusstsein den Auftrag, den Erfolg zu verinnerlichen und alles daranzusetzen, dein Ziel zu erreichen.

Doch das Erfolgs-Ypsilon ist nur eine Möglichkeit von vielen, durch die Körperhaltung, Bewegung und Mimik einen positiven Rückkopplungseffekt auf physische und psychische Prozesse in Gang zu setzen. Hier noch ein weiteres Beispiel:

DIE KÖRPERSPRACHE DES ERFOLGS

Mach dir einen Spaß daraus zu beobachten, wie sich selbstbewusste, erfolgreiche Menschen im Alltag verhalten. Stelle dir vor, du bist ein Schauspieler und sollst einen erfolgreichen, selbstbewussten Menschen spielen. Mach solche Menschen zu deinem Studienobjekt.

Wie ist ihre Mimik? Ihre Kopfhaltung? Wie gehen sie? Wie halten sie die Schultern? Wie sieht ihr Rücken aus, wenn sie irgendwo entspannt herumstehen? Was machen sie mit den Beinen? Den Händen? Wie sitzen sie? Wie ist ihre Körpersprache, wenn sie andere Menschen treffen? Wohin schauen sie?

Generell werden erfolgreiche Menschen wahrscheinlich eine eher aufrechte Haltung haben und tendenziell mehr Raum einnehmen als andere, wenn sie sitzen oder stehen. Sie verhalten sich eher ruhig, ihr Blick geht nicht nervös hin und her, sondern ist auf eine Sache fokussiert. Ihr Stand und ihr Gang sind stabil, ihre Hände beim Zuhören ruhig, beim Sprechen lebhaft gestikulierend, um das zu unterstreichen, was sie sagen.

Nachdem du nun weißt, welchen Effekt die Körperhaltung auf deine Psyche hat, kannst du dir das bewusst zunutze machen. Probiere, eine Verhaltensweise nach der anderen zu übernehmen. Beobachte den Effekt – auf dich selbst, aber auch auf andere. Halte deine Erlebnisse in deinem Notizbuch fest.

TEIL II

DIE FÜNF PFEILER DES ERFOLGS: WIE DU DEINE MENTAL-POWER SO EINSETZT, DASS DU JEDES ABNEHMPROGRAMM MIT ERFOLG DURCHHÄLTST

5

PFEILER EINS: DIE SICHERE BASIS
ODER: WIE DU DEINEN PERSÖNLICHEN SINN FINDEST,
DER DIR DEIN ZIEL PRÄSENTIERT – UND DICH BIS
DORTHIN TRÄGT

> *Sinn kann nicht gegeben, sondern muss gefunden werden.*
> Viktor Frankl

Ich stelle dir nun eine Frage, die du vielleicht erst mal seltsam findest:

Warum liest du dieses Buch?

Logisch, du möchtest abnehmen – aber was ist der genaue Grund dafür? Warum willst du abnehmen?

Die Warum-Frage ist eine sehr wichtige. Die Antwort auf diese Frage gibt einen ziemlich guten Hinweis darauf, ob wir eine Diät durchhalten, und auch, ob der Erfolg anschließend dauerhaft sein wird. Sie zeigt nämlich, ob der Grund, in dem unser Abnehmprojekt wurzeln soll, dafür überhaupt geeignet ist. Und das sollte er sein, damit unser Vorhaben-Pflänzchen wächst, gedeiht und die Früchte trägt, die wir uns wünschen.

Für die Beantwortung der Warum-Frage gibt es viele Möglichkeiten, oft ist es auch eine Kombination mehrerer Gründe.

Manche Menschen nehmen sich eine Diät vor, weil ihr Arzt gesagt hat, sie müssten dringend Gewicht verlieren. Sonst erhöhten sie ihr Risiko, bestimmte chronische Krankheiten zu bekommen. Andere möchten abnehmen, um sich wieder anziehender zu fühlen. Oder für ihren Partner oder ihre Partnerin wieder attraktiver sein, weil sie vermuten oder wissen, dass der oder die andere schlanke Menschen bevorzugt. Viele möchten sich einfach »schön« fühlen, wobei in diesem Fall die Frage ist, was »schön« eigentlich bedeutet und wer diesen Begriff bestimmt. Einige Menschen wollen auch, dass endlich die gehässigen Bemerkungen in ihrer Umgebung aufhören, das sogenannte Fat Shaming. Die nächsten sehnen sich nach dem Gefühl, das sie hatten, als sie jung, sportlich und energiegeladen waren. Junge Mütter wollen wieder in ihre Klamotten von vor der Schwangerschaft passen, Sportler ihre alten Bestzeiten wieder erreichen. Ein Model hat im Urlaub zugenommen und muss jetzt wieder »in Form« kommen, um weiter gebucht zu werden. Auch wer sich als Pilot beziehungsweise Pilotin bewirbt, darf nicht zu schwer sein.

Und so weiter.

Besonders gut wirken dabei Gründe, die auf eine intrinsische Motivation zurückgehen. Intrinsisch bedeutet »innerlich«, heute wird es meist als »von innen heraus« übersetzt. Motivation kommt vom lateinischen »movere«, das bedeutet »bewegen«. Eine Motivation ist demnach etwas, das dich in Bewegung bringt und antreibt.

Wenn du beim Abnehmen eine intrinsische, von innen kommende, Motivation hast, bedeutet das: *Du* willst selbst abnehmen. Unbedingt. Das Abnehmen hat *für dich persönlich* einen Sinn – aus welchen Gründen auch immer. Im Gegensatz dazu steht die extrinsische Motivation: Sie kommt erst mal von außen, wie in den Beispielen mit dem Model, das abnehmen muss, um sein Einkommen weiter zu sichern. Im Falle des Piloten, der die Einstellungsvoraussetzung erfüllen muss. Oder auch im Falle des Patienten, dem vom Arzt aus gesundheitlichen Gründen zum Abspecken geraten wird.

Diese extrinsischen Motivationen haben tendenziell erst mal eine schwächere Zugkraft. Aber wenn eine intrinsische Motivation hinzukommt, steigt die Chance des Abnehmvorhabens. Will das Model weiter im Geschäft bleiben, vielleicht weil es dadurch seine Familie unterstützen kann, kann das eine starke intrinsische Motivation sein, die zugenommenen Kilos wieder loszuwerden. Hat es aber im Urlaub darüber nachgedacht, ob es überhaupt wieder ins harte Modelbusiness zurückkehren möchte oder nicht vielleicht doch noch studieren will, bleibt das Abnehmvorhaben schwach. Ähnliches gilt für jemanden, der überlegt, sich um die Pilotenstelle zu bewerben: Ist es der absolute Traum, bei dieser ganz bestimmten Fluggesellschaft mit diesen strengen Gewichtsanforderungen anzufangen, wird die externe Motivation zu einer intrinsischen. Die Kilos zu viel sind eine Hürde auf dem Weg zum Ziel, die gemeistert werden muss. Gibt es aber zum Beispiel eine zweite Fluggesellschaft, die weniger strenge Kriterien hat und die dem Bewerber genauso gefällt, verliert die Diät bereits an gefühlter Wichtigkeit – selbst wenn die Chancen natürlich besser stünden, irgendwo angenommen zu werden, würde man sich bei möglichst vielen Unternehmen bewerben. Und ist der Pilotenjob nur eine Berufsoption von mehreren, kann die Anforderung dazu führen, dass der oder die Betreffende sich gleich für etwas anderes entscheidet – die Motivation bleibt dann ganz auf der Strecke.

Wenn du an dieser Stelle deiner intrinsischen Motivation noch intensiver nachspüren möchtest, nutze gerne ergänzend den kostenfreien Onlinekurs »Innere Motivation – wie du schaffen kannst, was du willst«. Einfach den folgenden QR-Code scannen und loslegen.

motivation.jan-becker.com

DAS BAUMATERIAL DEINER SICHEREN BASIS IST SINN

Du wirst beim spontanen Beantworten der Warum-Frage sicher bereits gemerkt haben, ob dein persönlicher Grund abzunehmen eher der schwächeren Kategorie angehört, oder ob du wirklich tief drinnen überzeugt bist, schlanker werden zu wollen.

Wenn du das Gefühl hast, dass du von deinem Beweggrund richtig gepusht wirst, ist das eine sehr gute Basis. Wie du dieses Gefühl systematisch nutzen kannst, dazu kommen wir gleich noch.

Nehmen wir aber jetzt einmal an, du hast vom Kopf her das Gefühl, du solltest abnehmen, aber der richtig drängende Wunsch von innen heraus will sich – bisher zumindest – nicht einstellen. Vielleicht willst du zwar Gewicht verlieren, aber du zögerst. Eine Diät erscheint dir ein mühsames Unterfangen und dazu nicht besonders kompatibel mit deinem Alltag. Vielleicht hast du außerdem Angst vorm Scheitern, weil es dir in der Vergangenheit schon einmal oder auch mehrmals nicht gelungen ist, eine Diät durchzuhalten.

In solchen Fällen hast du zwei Möglichkeiten:

1. Du lässt das Abnehmen Abnehmen sein und verwirfst dein Vorhaben. Das ist dein gutes Recht! Zum Glück ist eine Diät deine freie Entscheidung, und es gibt kein Gesetz, das dich zum Abnehmen verpflichtet.

2. Du findest deinen persönlichen Sinn, der dich durch das geplante Ernährungs- oder Bewegungsprogramm trägt, weil er dich wirklich von innen heraus motiviert – anders gesagt: den Sinn, der deinem Vorhaben eine sichere Basis gibt.

Entscheidest du dich für die erste Möglichkeit, kannst du nun aufhören zu lesen. Wenn du später deine Meinung änderst, kannst du ja genau hier wieder einsteigen. Vielleicht willst du aber auch nicht so leicht die Segel streichen, und Nummer zwei ist deine Option?

Dann schauen wir mal, was du hier tun kannst.

Nehmen wir beispielsweise mal an, dein Arzt hat dir zum Abnehmen geraten, um Krankheiten zu vermeiden. Dann kann es sein, dass dich das erst mal relativ kaltlässt. Vor allem, wenn du dich grundsätzlich nicht übel fühlst in und mit deinem Körper und die Warnung des Arztes der einzige Beweggrund für eine Umstellung deiner Lebensweise bleibt. Das Teufelchen auf deiner Schulter flüstert: »Ach komm, es geht um *eventuelle* Gesundheitsprobleme *irgendwann vielleicht*. Dein Arzt irrt sich bestimmt, und es trifft dich gar nicht. Kennst du nicht etliche gesunde Leute, die ein bisschen runder sind? Mach dir keinen Kopf!« Das Engelchen auf der anderen Schulter klingt dagegen wie ein Spaßverderber: »Sei vernünftig! Du solltest wirklich abnehmen! Vorsicht ist besser als Nachsicht! Du musst auch an deine Familie denken!«

Vielleicht liegt der Fall aber auch anders: Kein Arzt redet dir ins Gewissen, sondern du selbst. Sagen wir, du hast neulich beim Verwandtenbesuch zu Weihnachten beim Blick in den Badezimmerspiegel einen totalen Schreck bekommen und spontan gedacht: »So geht das nicht weiter, das bin ich nicht mehr!« Dann hast du dich noch auf die fremde Waage gestellt und hast fast einen Nervenzusammenbruch gekriegt. Also hast du das Abnehmen voller Elan auf deine Liste der Neujahrsvorsätze geschrieben. Doch jetzt bist du wieder zu Hause, wo der Spiegel freundlicher ist und die Waage gerade defekt. Die Badesaison liegt noch in weiter Ferne, deine Körperfülle ist unter Winterklamotten geschickt versteckt, und dein Elan lässt deutlich nach. Ja, du willst zwar eigentlich immer noch abnehmen, aber das Ganze erscheint nicht mehr so drängend, und die leckeren Reste vom Weihnachtsteller sollen ja auch nicht verkommen …

Was du in solchen Fällen brauchst, ist die sprichwörtliche Mohrrübe vor der Nase. Und zwar eine Mohrrübe, die dich wirklich interessiert und dir obendrein Lust aufs Abnehmen macht. So eine leckere Möhre besteht aus positiven Aussichten. Aussichten auf etwas, was du erreichen *willst*, weil damit etwas für dich persönlich Angenehmes verbunden ist.

Mit anderen Worten: Du brauchst nicht nur eine intrinsische, sondern auch eine sogenannte appetitive Motivation. Die ist das Gegenteil einer aversiven Motivation. Während die appetitive Motivation dir, wie der Name schon sagt, Appetit auf etwas macht (im übertragenen Sinne, es muss nicht um Essen gehen), konzentriert sich Letztere auf etwas, was du vermeiden möchtest. Das bedeutet nun nicht, dass eine solche aversive Motivation in einzelnen Fällen nicht auch sehr stark wirken kann – das tut sie vor allem, wenn es unmittelbar um Leben und Tod oder um andere dramatische Folgen geht. Wanderst du zum Beispiel auf einem schmalen Gebirgspfad, ist deine aversive Motivation, dich möglichst weit entfernt vom gähnenden Abgrund zu halten, weil du einen Sturz unmöglich überleben würdest, vermutlich groß. Bist du schwanger, wird deine aversive Motivation stark sein, nichts zu tun, was deinem ungeborenen Kind schaden kann. Als ich im Krankenhaus lag, war meine aversive Motivation, dass ich nicht sterben müssen wollte, damit endlich Schluss war mit den Schmerzen. Auch beim Abnehmen kann die Angst vor dem Sterben, vor ernsthaften Schäden oder dem Im-Stich-Lassen der Familie eine Rolle spielen, vor allem, wenn der Arzt glaubhaft vermittelt, dass es fünf vor zwölf ist, wenn man so weitermacht wie bisher.

Die wenigsten Menschen, die abnehmen wollen oder sollen, wähnen sich allerdings wegen ihres Gewichts in ernster Gefahr. Der Rat eines Arztes kann ihnen zwar einen Schreck einjagen, aber wenn im Leben sonst wenig auf einen Ernst der Lage hindeutet, verpufft der Schreck meist schnell und mündet in Verdrängung. Das Problem: Grundsätzlich machen aversive Motivationen keinen Spaß. Die Schwierigkeit dabei ist, dass du den Blick über längere Zeit auf etwas Negatives richtest. Wie du schon in Kapitel eins gesehen hast, verstärkt sich das, worauf du dich fokussierst, in deiner Wahrnehmung. Daneben dringt kaum noch etwas Angenehmes durch. Schaust du dich also täglich mit ungnädigem Blick im Spiegel an, können dir dein Bauch- und Hüftspeck bald wie eine fürchterliche Bürde erscheinen, während sie gleichzeitig natürlich nicht über Nacht schwinden. Die Konzentration auf das, was weg soll, führt dazu, dass du dich nonstop als unzulänglich und »falsch« empfindest. Und wenn du mit Argusaugen täglich die Anzeige auf der Waage überwachst, wirst du höchstens minimale Veränderungen feststellen. Das ist so ähnlich, als würdest du einen Kürbiskern einpflanzen, dich danebensetzen und drauf warten, dass endlich nicht mehr nur Erde im Topf zu sehen ist. Sehr frustrierend. Wenn nun aber starker Veränderungsdruck herrscht (»Ich muss diese Speckrollen unbedingt loswerden!«), während sich gefühlt nichts in Sachen Veränderung tut, sinkt mit der Zeit das Vertrauen, das Hindernis je erfolgreich zu überwinden. Das Gefühl »Ich kann es nicht« macht sich breit. Dann wird irgendwann der Wunsch übermächtig, die Augen vor dem Negativen zu verschließen und so zu tun, als sei es nicht da. Bei einer Diät heißt das: Du brichst sie vorzeitig ab. Hinzu kommt: Gerade sehr stark adipöse Menschen oder Menschen, die von anderen wegen ihrer Körperfülle gemobbt werden, haben zudem bereits oft das Problem, ihren übergewichtigen Körper regelrecht zu hassen. Sie übernehmen das ungnädige gesellschaftliche Stigma. Studien haben bestätigt, dass das zum einen zu unrealistischen Abnehmzielen und zum anderen zu schnellerem Aufgeben führen kann, weil die Ziele eben nicht über Nacht erreicht werden können. Wer sich in seinem Körper aber grundsätzlich wohlfühlt, ist dagegen wesentlich motivierter, ein gestecktes Ziel zu erreichen (mehr zum Thema realistische Ziele liest du im nächsten Kapitel).

Bevor wir darum dazu kommen, wie du deinen persönlichen Sinn und damit die geeignete Motivation zum Abnehmen findest, möchte ich dir an dieser Stelle eine kleine Übung ans Herz legen, mit der du lernst, den Blick aktiv auf das Positive deines Körpers zu richten und das damit verbundene positive Gefühl auf den restlichen Körper auszudehnen.

LIEBESGRÜSSE AN DEINEN KÖRPER

Schau dir zur Vorbereitung bitte zunächst noch einmal die 4-7-8-Atmung aus Kapitel vier (unter »Atmen nach Zahlen«) an. Setze dich nackt auf einen Stuhl vor einen Spiegel. Achte darauf, gerade zu sitzen und nicht zusammenzusacken, damit deine inneren Organe nicht gequetscht werden.

Schließe dann die Augen und führe einige Male die 4-7-8-Atmung durch, wobei du tief in den unteren Bauch atmest (alternativ kannst du auch eine andere ähnliche Atemübung deiner Wahl machen, wie die »wechselseitige Nasenatmung« aus dem Yoga). Öffne dann die Augen und schaue deinen Körper an. Statt aber, wie du es wahrscheinlich gewohnt bist, sofort den Blick auf deine vermeintlich hässlichen Körperbereiche zu richten, schaust du auf das, was du an dir besonders magst. Egal, was es ist. Das können deine Lippen sein, deine Augen, deine Knie, deine Hände, Füße, deine Brüste, was auch immer.

Spüre in die schöne Stelle oder die schönen Stellen hinein. Wie fühlt sich diese Schönheit an? Steigere dieses Gefühl des Gefallens und der absoluten Akzeptanz, während du die geliebte Körperstelle oder die geliebten Körperstellen betrachtest. Frage dich: Welche Farbe hat dieses schöne Gefühl? Leuchtet es? Klingt es vielleicht in einem angenehmen Ton? Stelle dir Farbe und/oder Leuchten und/oder Klang vor. Intensiviere auch diese Empfindung, sodass du sie deutlich wahrnimmst.

Nun nimm diese Empfindung und dehne sie aus. Erst ein paar Zentimeter rund um die geliebte Körperstelle herum, dann nach und nach immer weiter. Mach das so lange, bis dein ganzer Körper in diesem Gefühl von Schönheit und Akzeptanz schwingt. Bis der gesamte Körper in der Farbe leuchtet oder in dem wunderschönen Ton klingt.

Verweile in diesem Gefühl, solange du willst und kannst. Danke deinem Körper dafür, dass er dir dient, dich schützt und trägt.

Noch einmal zurück zu den verschiedenen Arten der Motivation. Auch wenn eine aversive Motivation nur sehr schlecht dazu taugt, dich durch eine Diät oder Ernährungsumstellung zu tragen, kannst du sie trotzdem nutzen. Sie kann ein wichtiger erster Impuls sein, um überhaupt ins Handeln zu kommen. Anschließend machst du dich dann aber auf die Suche nach deiner appetitiven Motivation. Praktischerweise steckt die bereits in der aversiven: Bei der aversiven bewegst du dich von etwas weg. Du schaust nach hinten, zu dem, was du nicht mehr willst. Du brauchst nur den Blick nach vorn zu richten, um deine appetitive positive Motivation zu finden. Anders ausgedrückt: Die aversive Motivation ist fast immer das oder ein Gegenteil der aversiven. Ist deine aversive Motivation Angst vor Tod oder Krankheit, ist deine appetitive Motivation die Lust auf ein gesundes und schönes Leben. Ist deine aversive Motivation dein aktuelles Spiegelbild, das du nicht mehr leiden kannst, ist deine appetitive Motivation der Wunschkörper.

THESE – ANTITHESE ODER: WAS WÄRE, WENN?

Vielleicht findest du diesen »Blick in die Zukunft« erst mal schwierig. Um deine Vorstellungskraft aufzuwärmen, kannst du dich der These-Antithese-Technik bedienen. Deine These ist dein Istzustand. Das Leben, das du gerade führst. Die Antithese ist ein mögliches Alternativszenario. Frage dich: Was wäre, wenn? Was wäre, wenn ich schlank wäre? Was wäre, wenn ich 30 Kilo verlöre? Was wäre, wenn ich sportlich wäre? Was wäre, wenn ich jeden Tag schwimmen gehen würde? Und dann weiter: Wie würde mein Leben dann aussehen? Was wäre anders? Was könnte ich tun, was ich bisher nicht getan habe? Wozu hätte ich dann den Mut, den ich bisher nicht aufbringe? Was würde ich erleben? Was du dir ausdenkst, darf ruhig völlig skurril und übertrieben sein. Auf diese Weise kommst du auf verschiedene Antworten – auf Möglichkeiten –, in die du dann wiederum hineinspüren kannst, um zu schauen, ob sich die jeweilige Antithese für dich stimmig anfühlt. Du kannst dir auch einen Post-it-Zettel mit »Was wäre, wenn …« an den Badezimmerspiegel kleben, um dich jedes Mal, wenn dein Blick darauf fällt, daran zu erinnern, deine Vorstellungskraft anzuwerfen. Die Suche lohnt sich, denn so kannst du deine Motivation in Bilder übersetzen, die dein Unterbewusstsein versteht. Damit wären wir auch schon bei der nächsten Übung:

DAS MAGISCHE MOHRRÜBEN-KINO:
SNEAK PREVIEW IN DEINE SCHÖNE ZUKUNFT

Machen wir aus der sprichwörtlichen Mohrrübe einfach mal ein Kino: Stelle dir spaßeshalber statt der Leinwand eine Möhre vor, die so gigantisch groß ist, dass darauf ein kleiner Film projiziert werden kann.

Der Film, der dort läuft, soll dir definitiv *nicht* den Horrorfilm zeigen, den dir dein Arzt in scheußlichen Bildern ausgemalt hat, falls du nicht abnimmst – von Schlaganfällen, Herzinfarkten, Kurzatmigkeit oder Infektionen, für die du mit Übergewicht deutlich anfälliger bist und die dich auf die Intensivstation bringen können.

Die Vorführung dieses Horrorstreifens unter der Regie deines Doktors würdest du nämlich vermutlich nach kürzester Zeit lieber wieder verlassen. Zwar kämen Spannung und Dramatik sicher nicht zu kurz, aber dir als Hauptperson beschert so ein Film vor allem unangenehme Gefühle. Außerdem kämst du dir vermutlich bevormundet vor, was psychologisch gesehen eher Widerstand und Trotz erzeugt. Aus ähnlichem Grund besorgen sich viele Raucher hübsche Etuis für ihre Zigarettenschachteln. So müssen sie nicht die unschönen Bilder auf der Packung ansehen und können in Ruhe weiterrauchen: Ätsch! Hinzu kommt,

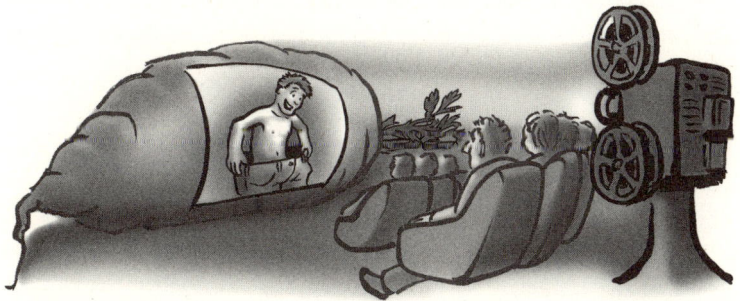

dass dein Unterbewusstsein und dein Körper so eine Negativ-show als Aufforderung missverstehen könnten, weil sie annehmen, dass es genau das ist, was du dir wünschst. Das Mohrrüben-Kino zeigt dir aus diesem Grund auch nicht die Anzeige deiner Waage in Großaufnahme, deine ungeliebten Speckrollen oder deine Cellulite.

Kurz: Dein Mohrrüben-Film zeigt dir *nicht*, was du nicht (mehr) willst.

Dein Mohrrüben-Film ist auch kein abendfüllender Spielfilm, sondern dessen Teaser, der dir in mitreißenden Szenen Lust darauf macht, die ganze Story zu erleben. Die Szenen zeigen dir, wie du dein Vorhaben bereits erfolgreich umgesetzt hast. Der Film überspringt dabei bewusst den Prozess der Ernährungsumstellung oder des Bewegungsprogramms und ist vielmehr eine attraktive Sneak Preview in deine erwünschte Zukunft. Eine Zukunftsvision, die dir nur das zeigt, was du erstrebenswert findest und was bei dir angenehme Gefühle hervorruft – denn diese angenehmen Gefühle sind der Schlüssel. Sie sind es, die deinen guten Vorsätzen Flügel verleihen.

Ein paar Beispiele für denkbare Szenen: Du siehst, wie dein Arzt dir nach deiner Diät zufrieden berichtet, dass sich deine Blutwerte stark gebessert haben und du damit gute Aussichten auf ein langes und gesundes Leben mit deinen Lieben hast. Kannst dabei zusehen, wie du energiegeladen mit deinen Kindern oder vielleicht auch Enkeln tobst, ohne dich schweißüberströmt und kurzatmig immer wieder hinsetzen zu müssen. Beobachtest dich dabei, wie du leichtfüßig durch den Wald joggst, was du lange nicht mehr geschafft hast. Wie du glücklich und problemlos wieder in deine alte Jeans steigst, die du lange nicht über deine Oberschenkel bekommen hast. Wie du im Urlaub von allen Seiten bewundernde Blicke erntest. Wie du bei einem Fotoshooting in Badekleidung posierst, die du dir als Belohnung für deinen Erfolg gegönnt hast. Wie du Sex hast und dich dabei attraktiv findest. Wie du mit einem Gefühl des Triumphs deine zu groß gewordenen Klamotten in den Kleidercontainer wirfst. Wie du im Sommer im Freibad unter Applaus elegant mit Kopfsprung ins Wasser gleitest.

Nimm dir bitte nun einmal dein Notizbuch hervor. Und jetzt überlege, welche Szenen in *deinem* Erfolgsfilm vorkommen könnten. Schreibe sie erst mal nur stichwortartig auf: Ein Satz, eine Szene – ausschmücken kannst du sie später noch. Es sollten Szenen sein, die dir Gründe liefern, *warum du* abnehmen *willst*, weil du – und nur du – mit dem Ergebnis etwas Wunderbares verknüpfst. Frage dich also:

»**Warum** will **ich** abnehmen?«

Frage nicht: »Warum ich abnehmen sollte.« Und frage ebenso wenig: »Warum mein Arzt/mein Partner/meine Kollegin/meine beste Freundin/mein Papa findet, dass Abnehmen eine gute Idee ist.« Du schreibst keinen Schulaufsatz, sondern machst dich auf die Suche nach Gründen, die *dich* wieder moralisch aufrichten können, falls du später einen Durchhänger haben und fragen solltest: »Wofür tu *ich* das hier eigentlich?« Dabei kommst du nur mit Gründen weiter, die für dich selbst einen Sinn ergeben *und* in dir gute Gefühle hervorrufen. Für jemand anderen zählen vielleicht ganz andere Dinge beim Abnehmen, aber für dich sind es eben diese. Dennoch können auch andere Personen, an denen dir etwas liegt, bei deinem Motiv eine Rolle spielen. Wenn du dich zum Beispiel danach sehnst, endlich in der Lage zu sein, mit deiner Familie auf ausgedehnte Radtouren zu gehen oder mit deinem besten Freund zu klettern, kann das ein großer Motivationsbooster sein.

Wenn du – fürs Erste – fertig bist, schau dir die Liste mit Szenen noch einmal an. Lies jeden Satz einzeln. Mache dann die Augen zu und stelle dir die jeweilige Szene so plastisch wie möglich vor. Es geht nun darum, zwei oder maximal drei Szenen für deinen Teaser auszuwählen – und das sollten die sein, die in dir momentan am stärksten etwas zum Schwingen bringen. Später werden es vielleicht andere sein, dann kannst du sie austauschen. Markiere dir die zwei oder drei Sätze, die dich am meisten ansprechen. Schreibe sie noch einmal gesondert auf eine Seite deines Notizbuches.

Du kannst nun diese »Regieanweisung« auf verschiedene Arten für dich nutzen. Ich empfehle fürs Erste die folgenden:

Ab sofort nimmst du dir jeden Abend vor dem Einschlafen die Seite mit den Szenen vor. Das ist ein sehr günstiger Zeitpunkt, weil du die Bilder dann mit in deinen Schlaf hinübernimmst – so gelingt es leicht, sie in dein Unterbewusstsein zu schleusen. Um das zu unterstützen, kannst du zunächst eine Atemübung wie die 4-7-8-Übung aus Kapitel vier machen – dabei setzt du dich am besten hin, damit du nicht sofort einschläfst. Durch die Fokussierung auf deinen Atem erzeugst du eine leichte Trance, die dein Unterbewusstsein noch aufnahmefähiger macht. Lies dann deine Notizen, um deine Erinnerung aufzufrischen, schließe anschließend die Augen und schaue dir deinen persönlichen Teaser im Kopfkino an. Versuche, dir möglichst viele Details auszumalen. Du erinnerst dich: Eine Vorstellung wirkt umso besser, auf je mehr sinnlichen Ebenen du sie dir vergegenwärtigst. Gehe die einzelnen Sinne im Kopf durch und versuche, dir die Empfindungen dazu vorzustellen: Was siehst du? Was spürst du? Was hörst du? Riechst du etwas? Gibt es in der Szene einen Geschmack, wie zum Beispiel Salz in der Luft an einem Meeresstrand? Und ganz wichtig ist natürlich auch die Frage: Wie fühlst du dich? Versuche, die Freude über das erreichte Wunschgewicht in jeder Körperzelle zu spüren.

Das Gleiche machst du morgens nach dem Aufwachen. Allerdings ergänzt du hier noch ein Detail: Während du dir deinen Teaser vorstellst, machst du das »Ypsilon des Erfolgs« aus Kapitel vier.

Damit nutzt du die suggestive Kraft deines Körpers, das Gefühl des Erfolgs auch wirklich zu spüren. Das hilft deinem Tag sofort auf die richtige Spur und gibt dir außerdem Energie und Gelassenheit für alles, was du heute vorhast.

Immer, wenn du zwischendurch eine Ermutigung brauchst, ziehst du dich für ein paar Minuten zurück und schaust dir deinen Erfolgsteaser an.

Übrigens, die Liste deiner Filmszenen ist unbedingt als »work in progress« zu verstehen. Du musst sie nicht ein für alle Mal fertigstellen und dann wieder zur Seite legen. Im Gegenteil: Diese Liste ist ein wichtiges Werkzeug. Du kannst sie jederzeit ergänzen oder modifizieren, wenn dir noch etwas einfällt, was dir vielleicht noch wichtiger ist, oder du kannst etwas streichen, was dir im Nachhinein vielleicht doch nicht so wichtig erscheint.

EIN SINN WIRKT WUNDER UND GIBT DEINEM VORHABEN SEINE RICHTUNG

Dein persönlicher Sinn ist das wichtigste Element deiner sicheren Basis, weil du dich immer wieder auf ihn rückbe*sinn*en kannst. Genauso wichtig ist es, dass er deinem Vorhaben eine Richtung auf ein genaues Ziel zu gibt. Dieses Ziel besteht nun nicht mehr nur aus einer abstrakten Zahl wie fünf, fünfzehn oder auch fünfzig Kilo weniger oder einem vagen Vorsatz wie »Ich sollte wirklich abnehmen«. Mit so etwas kann dein Unterbewusstsein nämlich wenig anfangen. Das ist so ähnlich, als würdest du in dein Navi im Auto eingeben: »Irgendwohin, wo es schön ist.« Was würde dann geschehen? Genau: gar nichts. Dein Navi würde streiken, weil es keinen Schimmer hat, wo dieses »Wo es schön ist« sein soll. Wie dein Navi braucht dein Unterbewusstsein genaue Vorgaben, die ihm zeigen, was es tun soll. Die Energie, die dein Unterbewusstsein braucht, um reibungslos zu arbeiten, sind Emotionen. Denn die markieren ein Vorhaben als wichtig.

Je versierter du mit der Zeit darin wirst, dir in allen Facetten zu vergegenwärtigen, wie wunderbar es sein und sich anfühlen wird, wenn du dein Ziel erreicht hast, umso mehr werden deine durch positive Emotionen befeuerten Visionen zu einem in deiner schlanken Zukunft installierten Magneten, der dich wie magisch anzieht und über alle Zweifel hinwegschweben lässt. Der so attraktiv ist, dass du dich darauf von selbst zubewegen möchtest. Ein Vorhaben, bei dem dich dein Unterbewusstsein unterstützen wird.

Und nicht nur das!

Ich habe ein Buch über Wunder und Magie geschrieben und mich bei der Recherche auch mit dem Phänomen der Synchronizität befasst. Diesen Effekt beschrieb als solchen erstmals der große Psychoanalytiker Carl Gustav Jung Anfang des 20. Jahrhunderts. Er hatte an seinen Patienten bemerkt, dass lebhafte »innere Ereignisse« wie Träume oder eben lebendige bildhafte Vorstellungen eine Tendenz haben, sich in der äußeren Welt zu verwirklichen – und zwar, indem sich Ereignisse, die kausal nichts miteinander zu tun haben, auf geheimnisvolle Weise aufeinander abstimmen. Der US-amerikanische Wissenschaftler Dean Radin, Psychologe und Physiker, hat mittlerweile in verschiedenen spannenden Versuchen nachgewiesen, dass solche »magischen« Zusammenhänge der Wunscherfüllung keine Einbildung sind, sondern sich tatsächlich messen und beweisen lassen. Ich selbst habe dieses Phänomen mehrfach auf wundersame Weise erlebt. Unter anderem hat es mir den Gewinn von 100 000 Euro beschert und die Begegnung mit einem mongolischen Schamanen, die zu diesem Zeitpunkt ein großes aktuelles Problem von mir löste.[6]

Aufs Abnehmen übertragen bedeutet das: Wenn du dein Abnehmziel zu einem solchen »inneren Ereignis« machst, wird dir nicht nur dein Unterbewusstsein bei der Verwirklichung helfen, sondern du wirst wahrscheinlich feststellen, wie alle und alles um dich herum, dich plötzlich in deinem Vorhaben unterstützen.

Bei alledem brauchst du jetzt übrigens erst einmal noch nicht zu wissen, *wie* du an das Ziel deiner Träume gelangst – mit der Planung befassen wir uns im Detail im nächsten Kapitel.

ERSCHAFFE GEDANKLICH UND GEFÜHLT DEINEN TRAUMKÖRPER

Möglicherweise bist du beim Nachdenken über die Szenen in deinem Erfolgsfilm aber auf ein kleines Problem gestoßen: Du weißt nicht, wie du dir dich selbst vorstellen sollst. Wie siehst du aus, wenn du endlich dein Wohlfühlgewicht erreicht hast? Und vor allem: Wie fühlt sich das wohl genau im Körper an?

Gerade, wenn du noch nie zuvor in deinem Leben schlank warst oder dieser Zustand sehr lange zurückliegt, kann es sein, dass du hier an die Grenzen deiner Vorstellungskraft gelangst. Wir haben ja schon gesehen: Wir können uns vor allem das lebendig vorstellen, was wir schon einmal erlebt haben. Außerdem gilt: Je aktueller eine Erinnerung ist, umso leichter fällt uns diese Vorstellung.

Aber keine Sorge!

Zum Glück gibt es Situationen, in denen wir uns alle leicht und schwerelos fühlen, völlig unabhängig von unserer Körperfülle: im Wasser. Wenn wir schwimmen gehen und uns in den Fluten treiben lassen, trägt uns das Wasser, und die Schwerkraft zerrt nicht an unserem Körper. Dadurch kann sich selbst der schwerste Mensch im Wasser leicht und elegant bewegen. Und genau dieses Gefühl ist es, das wir suchen. Dieses Gefühl ist es, das du in der nächsten Übung mit deinem zukünftigen Körper verbinden wirst.

DER SCHMETTERLING IM KOKON

Zur Vorbereitung möchte ich dich darum bitten, dich aktiv an das Gefühl von Leichtigkeit und Schwerelosigkeit zu erinnern, das sich ganz natürlich und völlig unabhängig von unserem Körpervolumen einstellt, wenn wir schwimmen oder wie ein Floß auf einer Wasseroberfläche treiben. Du kannst diese Erinnerung ganz einfach unterstützen: Indem du deine Badesachen packst und schwimmen gehst! Lass dich auf dem Wasser treiben und konzentriere dich dabei ganz bewusst auf das Gefühl schwereloser Leichtigkeit. Wenn du es noch frisch in Erinnerung hast, wird es dir umso leichter fallen, es dir in jeder Lage wieder zu vergegenwärtigen. Übrigens: Du kannst die folgende Übung auch gleich im Schwimmbad machen oder – zumindest, wenn sie groß genug ist, um darin tatsächlich zu »floaten« – auch in der Badewanne oder in einem Whirlpool, wenn du einen hast.

Die Übung selbst wird bei geschlossenen Augen durchgeführt. Lies dir alles zunächst genau durch und merke dir, was zu tun ist, und/oder mache zunächst einen Probelauf mit geöffneten Augen, damit du dabei lesen kannst. Wichtig ist, dass du dir wirklich Zeit für die Konzentration auf deine Bauchatmung nimmst, denn nur dann stimulierst du deinen Vagusnerv. Je besser dir dies gelingt, umso entspannter wirst du, und dein Gedankenkarussell kommt zum Stillstand. Umso besser wird die folgende Vergegenwärtigung von deinem Unterbewusstsein angenommen. Los geht's:

Setze oder lege dich bequem hin (oder lasse dich auf dem Rücken im Wasser treiben). Die Hände liegen locker auf den Oberschenkeln (oder, wenn du im Wasser treibst, sind sie seitlich ausgestreckt oder ruhen vielleicht auf dem Badewannen- oder Whirlpoolrand oder wie es dir bequem ist). Schließe nun deine Augen und konzentriere dich auf deinen Atem. Atme zunächst so tief aus, wie du nur kannst.

Atme dann tief durch die Nase ein und zähle dabei bis vier. Stelle dir dabei wieder vor, dass dein unterer Bauch ein Gefäß ist, das du mit deinem Atem anfüllst.

Lasse dann den Atem wieder vollständig durch die Nase ausströmen und zähle dabei langsam bis acht.

Wiederhole diese bewusste Atmung einige Male, bis du dich ruhig und entspannt fühlst. Lasse dann den Atem ruhig und tief weiterfließen.

Stelle dir nun vor, dass deine jetzige Körperform ein Kokon ist für deinen zukünftigen Körper. Dein zukünftiger schlanker, attraktiver, gesunder und energiegeladener Körper befindet sich bereits unter dieser äußeren Schicht. Er muss nur noch herausgeschält werden. Aber er ist bereits da!

Danke deinem Kokon, deinem jetzigen Körper, innerlich dafür, dass er deinen zukünftigen schlanken Körper schützend in sich birgt und freigeben wird, wenn es so weit ist.

Konzentriere dich nun auf den schlanken, schönen Körper, der unter deiner schützenden Speckschicht darauf wartet, endlich herauszukommen. Spüre ihn. Atme in ihn hinein.

Erinnere dich nun an das Gefühl der Leichtigkeit und Schwerelosigkeit.

Spüre, wie sich dieses Gefühl der Leichtigkeit zunächst in deinem inneren schlanken Wunschkörper ausbreitet. Dann erfasst es auch den äußeren Kokon. Das ist das Signal für den Kokon, sich von nun an, jeden Tag mehr, nach und nach aufzulösen und deinen schlanken, attraktiven Kern freizugeben wie einen schönen Schmetterling.

Lasse dich noch einmal tief in dieses Gefühl der Leichtigkeit hineingleiten. Fühle deinen inneren schlanken Körper. Auf dem Höhepunkt dieses Gefühls frage dich: Wenn dieses wunderbar leichte Körpergefühl für dich durch ein Bild symbolisiert würde, was wäre das? Denkbar wäre zum Beispiel eine Daunenfeder. Ein Schmetterling. Eine Wolke. Ein Ballon.

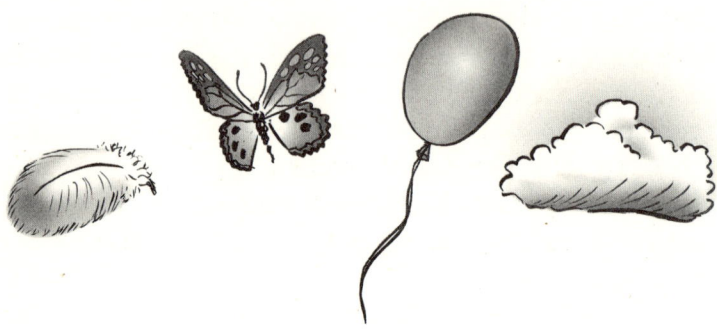

Stelle dir das Symbol nun vor, wie es hinter deinem Solarplexus schwebt. Spüre, wie es von dem wunderbaren Leichtigkeitsgefühl durchdrungen wird. Das Symbol wird so leicht, dass es sich anfühlt, als würde es dich anheben.

Spüre so lange in dieses schöne, leichte Gefühl hinein, wie es dir angenehm ist.

Diese Übung baut dir eine Brücke von deinem jetzigen Status quo in die Zukunft, direkt zu deinem schlanken Wunschkörper. Denn sie schafft zwei sehr wichtige Dinge zugleich:

- *Du nimmst dich liebevoll an, wie du gerade jetzt bist.* Das ist ganz essenziell, damit dein Abnehmvorhaben Erfolg hat. Denn nur von deinem Status quo aus kannst du beginnen, dich auf dein Ziel zuzubewegen. Außerdem hatten wir ja schon gesehen, wie wichtig ein liebevoller Blick auf den Körper ist, um nicht im Negativen zu verharren und vorzeitig den Mut zu verlieren.
- *Gleichzeitig begreifst du den Istzustand als veränderbar.* Der Istzustand ist bereits in Transformation begriffen: als Kokon, als eine temporäre Hülle. Ziel dieser Transformation ist der attraktive Körper deiner Träume.

Je häufiger du diese Übung machst, umso stärker wird sie ihre Wirkung entfalten.

Wenn du die Übung ein paarmal mit geschlossenen Augen gemacht hast und dich an das Spüren deines leichten inneren Körpers gewöhnt hast, ist es eine gute Idee, sie auch bei offenen Augen zu üben. Stelle dich dazu vor den Spiegel, am besten nackt. Schließe zunächst noch die Augen und atme einige Male bewusst tief in den Bauch, bis du dich entspannt fühlst. Spüre dann in deinen schlanken zukünftigen Körper hinein und denke an »dein« Symbol. Im Anschluss öffne die Augen und betrachte dich: Du kannst nun gleichzeitig deinen jetzigen Körper sehen und deinen zukünftigen darin schon erahnen. Du siehst Ausgangspunkt und Ziel wie auf einer Karte.

Du kannst das Symbol, das für deinen schlanken zukünftigen Körper und das damit verbundene Gefühl steht, aufzeichnen und zum Beispiel an den Badezimmerspiegel kleben. An den Computer. Ans Armaturenbrett im Auto. Wo auch immer du es häufig siehst, ist es gut aufgehoben. Immer, wenn dein Blick darauf fällt, gehst du kurz gedanklich und in deinem Gefühl in deinen inneren schlanken Körper hinein. Spüre ihn und seine wunderbare Leichtigkeit. Ein paar Sekunden genügen jeweils schon, damit du einen deutlichen Effekt bemerken wirst. Lass dich überraschen!

6

PFEILER ZWEI: DER RICHTIGE RAHMEN ODER: WARUM ES DAS ABNEHMEN BEFLÜGELT, JEDE UMSTELLUNG DER LEBENSWEISE ALS SPIEL ZU BETRACHTEN, DESSEN REGELN DU BESTIMMST

Wer aufhört zu spielen, kann nicht mehr gewinnen.
Sprichwort

Jedes Spiel hat einen Rahmen. Das heißt vor allem: Es hat einen Anfang und ein Ende. Das Ende ist meistens erreicht, wenn auch das sogenannte Ziel des Spiels erreicht ist. Manchmal besteht dieses Ziel darin, eine oder mehrere Aufgaben zu bewältigen. Bei einer Schnitzeljagd muss man zum Beispiel knifflige Rätsel lösen, um irgendwo anzukommen. Beim Versteckenspielen soll man jemanden finden. Beim Schach bemüht man sich, den Gegner schachmatt zu setzen. Manche Spiele spielt man allein, andere zu mehreren. Einige Spiele haben ganz genaue Regeln, andere kommen mit relativ losen Anweisungen aus. Manche, wie das freie Spiel der Kinder, wenn sie im Sand buddeln oder mit Kuscheltieren oder Klötzen spielen, entwickeln sich aus dem Moment heraus.

DER WEG IST DAS SPIEL

Gemeinsam haben dabei alle Spiele, dass sich die Mitspieler freiwillig daran beteiligen. Sonst wäre es kein Spiel mehr, sondern eine Pflicht. Ein Spiel ist ein »Ich kann« und »Ich darf«, aber niemals ein »Ich muss« oder »Ich soll«. Das ist sehr wichtig, denn ein weiteres ganz wesentliches Merkmal von Spielen ist, dass sie Spaß machen, während man sich mit ihnen beschäftigt. Das ist ihr Sinn. Das Ziel des Spiels ist nur ein Punkt auf einer Zeitachse, der Weg dorthin ist das Entscheidende und das eigentliche Spiel. Sobald wir dazu verdonnert werden, ein Spiel mitzuspielen, haben wir in der Regel keine Lust mehr dazu, denn »Sollen« und »Müssen« erzeugen psychologisch gesehen Widerstand und sind, im wahrsten Sinne, große Spielverderber. Um dir das zu verdeutlichen, habe ich ein kleines Gedankenexperiment für dich.

JA, ICH WILL – DEN FOKUS CLEVER VERSCHIEBEN

Wähle eine Aufgabe, die du täglich oder beinahe täglich erledigst. Das kann alles sein, zum Beispiel »zur Arbeit gehen«, »einkaufen« oder »kochen«. Denke nun an die ausgewählte Aktion, aber immer mit einer anderen Einleitung.

Einmal denkst du: »Ich *muss* zur Arbeit gehen/einkaufen/kochen ...« Was ruft dieser Satz für Gefühle in dir hervor?

Anschließend denke: »Ich *darf* zur Arbeit gehen/einkaufen/kochen ...«

Dann denke: »Ich *soll* zur Arbeit gehen/einkaufen/kochen ...«

Probiere außerdem: »Ich *kann* zur Arbeit gehen/einkaufen/kochen ...«

Und schließlich: »Ich *will* zur Arbeit gehen/einkaufen/kochen ...«

Horche jedes Mal aufmerksam in dich hinein. Du wirst wahrscheinlich feststellen, dass »Ich muss« und »Ich soll« deutlichen Widerwillen in dir erzeugt. Und das, obwohl du es hier mit etwas zu tun hast, was du ohnehin täglich tust. Bei den Formulierungen »Ich darf«, »Ich kann« und »Ich will« werden deine Gedanken hingegen in viel positivere Bahnen gelenkt. Denkst du »Ich darf«, fallen dir wahrscheinlich plötzlich etliche Gründe ein, weshalb du dankbar sein kannst, eine Arbeit zu haben. Du denkst an die vielen Arbeitslosen, an Menschen ohne Ausbildung in Entwicklungsländern und stellst wahrscheinlich schnell fest, dass du es schon ziemlich gut hast. Bei »Ich kann« denkst du vielleicht daran, dass es dir möglich ist zu arbeiten, weil du gesund bist. Oder du denkst daran, dass du ziemlich gut darin bist, deine Arbeit zu erledigen. Bei »Ich will« wiederum lenkst du deine Aufmerksamkeit darauf, was so toll an deinem Job ist, dass du ihn wirklich ausüben möchtest.

Für einen solchen riesigen Unterschied in deiner inneren Wahrnehmung und in den Pfaden, in denen deine Gedanken sich bewegen, musstest du nur jeweils ein winziges Wörtchen ändern. Auch wenn es um eine Ernährungsumstellung oder um ein Sportprogramm geht, macht es einen Riesenunterschied, ob du dir in deinem inneren Dialog mit dir selbst sagst: »Ich muss das hier machen« oder »Ich will das hier tun«.

Freiwilligkeit ist also das oberste Gebot beim Spielen. Ein Spiel ist etwas, das wir unverbindlich ausprobieren. Wenn den Mitspielern das Spiel keinen Spaß macht, dürfen sie es verlassen. Stattdessen können sie ein anderes Spiel beginnen oder das Spielen auch erst mal ganz sein lassen.

Es ist aus vielen Gründen von großem Vorteil, wenn du deine Ernährungsumstellung, dein Sportprogramm oder deine Diät –

oder auch jedes andere Projekt – als Spiel auffasst. Warum und wie das gelingt, erkläre ich dir jetzt.

KEIN SPIEL IST ENDLOS – BESTIMME, WANN DEINES AUS IST

Würdest du eine Partie Schach beginnen, wenn du wüsstest, dass sie nie zu Ende gehen wird? Das wäre vermutlich sogar dem leidenschaftlichsten Schachspieler eine Idee zu lang. Oder würdest du in alle Ewigkeit »UNO«, »Blinde Kuh«, »Die Siedler von Catan«, Badminton oder »Minecraft« spielen wollen? Am Stück und ohne Pause? Wohl kaum!

Selbst Lieblingsspiele wollen wir beenden können – wenn die Partie vorüber ist, wir keine Lust mehr haben, erschöpft sind oder etwas anderes vorhaben. Nur die Begrenzung gibt uns die Möglichkeit einzuschätzen, ob wir gerade genügend Zeit, Lust und Kapazität haben, uns aufs Spiel einzulassen. Anschließend können wir uns erneut entscheiden, ob wir noch eine Runde spielen, eine Pause einlegen oder vielleicht etwas anderes machen möchten.

Wie ein Spiel benötigt darum auch dein Ernährungs- oder Fitnessprogramm einen Rahmen mit einem Anfang, vor allem aber auch: einem Ende.

»Moment mal!«, rufst du jetzt vielleicht. »Ist es bei einer Umstellung zu gesunder Ernährung und mehr Bewegung nicht wichtig, dass das Ganze dauerhaft ist?« Stimmt, das wird ja vonseiten der Wissenschaftler und der Ärzte gerne betont. Der Tenor: Nur so kann das erreichte Gewicht gehalten werden, es gibt keinen Jo-Jo-Effekt und die positiven Auswirkungen der veränderten Lebensweise verpuffen nicht. Aus gesundheitlicher Sicht ist das natürlich richtig und eine Binsenweisheit, die alle Abnehmwilligen kennen. Das Problem ist: Gerade diese Anforderung führt dazu, dass viele Menschen den notwendigen ersten Schritt erst gar nicht machen und in alten Gewohnheiten verharren. Das Vorhaben wirkt eine Nummer zu groß. Es klingt, im negativen Sinne, nach »lebenslänglich«, nämlich nach lebenslänglichem Verzicht. Ab jetzt bekomme ich nie mehr das, was ich wirklich mag! Kurz: »Für immer Diät« ist unserer Psyche definitiv zu lang.

Du hast in Kapitel drei bereits gelesen, dass unsere Lieblingsspeisen – oft sind das wie gesagt nicht unbedingt echte Schlankmacher – im Laufe unseres Lebens zu hypnotischen Ankern für schöne Erlebnisse und Gefühle werden. Sie vermitteln uns Geborgenheit, Trost, Entspannung oder auch gute Laune. Ihr Wert für uns geht damit weit über die reine Nahrungsaufnahme und Sättigung hinaus. Lebensmittel, die gemeinhin als gesund gelten, sind dagegen oft mit negativen Gefühlen verknüpft, weil wir sie zum Beispiel mit Verzicht oder Krankheit assoziieren. Und unbekannte Lebensmittel sind für uns logischerweise erst mal ein unbeschriebenes Blatt. Das bedeutet aber nicht, dass wir dem Unbekannten neutral gegenüberstehen.

Leider bedeutet das Label »unbekannt« für unsere Psyche erst mal: nicht vertrauenswürdig. Schuld daran ist die sogenannte »Negativity Bias«, ein psychologisches Erbe unserer Urahnen: Wenn die durch den Dschungel streiften und dabei etwas erspähten, das sowohl ein Strauch als auch ein wildes Tier sein konnte, dann gaben sie der Deutung »wildes Tier« oder ganz einfach »Gefahr« den Vorzug. Das war ein Überlebensvorteil, denn wer unbedarft von der ungefährlichen Möglichkeit ausging, wurde eher gefressen oder von einem feindlichen Krieger in die ewigen Jagdgründe befördert. Durch diese natürliche Selektion haben sich die Draufgänger-Gene seltener weitervererbt, und in den meisten von uns stecken noch irgendwo die uralten Vorbehalte und Ängste unserer Vorfahren.

Wenn wir nun also unser geliebtes *comfort food* für immer oder zumindest lange Zeit durch etwas ersetzen sollen, mit dem wir aufgrund unserer Erfahrungen oder »dank« Negativity Bias höchstens Negatives verbinden, verschränkt unsere Psyche empört die Arme: »Ihr wollt mir alles wegnehmen, woran mir was liegt? Geht's eigentlich noch? Das geht ja wohl gar nicht! Da mache ich nicht mit!«

Ich benutze hier auch gerne das Beispiel eines Horrorfilms. Es gibt Leute, die sehen sehr gerne Horrorfilme, und es gibt Leute, die haben damit große Probleme. Letztere sind meist die, die danach abends im Bett liegen und, sobald es dunkel wird, denken: »Oh, Hilfe, da steht jemand in der Zimmerecke!« Sie nehmen den Horrorfilm mit in ihr Alltagsleben. Menschen, die gerne Horrorfilme sehen, begreifen den Film als Fiktion und schließen damit ab: Der Film ist zu Ende, sobald sie das Kino verlassen oder den Bildschirm ausschalten. Durch seine Begrenzung wird der Film für seine Dauer zum vergnüglichen Abenteuer. Ohne diese Begrenzung wäre das anders, einen auf unbestimmte Zeit weiter aufs Leben einwirkenden Horror wünscht sich selbst der hartgesottenste Gruselfan nicht. Und für die meisten Menschen ist nun mal die Vorstellung von einer Diät, die nie zu Ende geht, ebenfalls der pure Horror.

Aber auch, wenn es nicht gleich eine lebenslange Umstellung der Ernährung ist, die angestrebt werden soll, kannst du vor dem ersten Schritt in Richtung gesunder Lebensweise zurückschrecken. Dann nämlich, wenn du ein sehr ehrgeiziges Fernziel verfolgst und nicht nur ein paar Pfund vor dem Urlaub verlieren möchtest, sondern dir gleich eine zweistellige Kiloschmelze auf der Waage wünschst oder dir mehrere Kleidergrößen weniger vorschweben. Ein solches »Stretch Goal« – also ein Fernziel, nach dem man sich ordentlich strecken muss – kann manchmal entmutigen: Das eigentlich Gewünschte liegt in als unerreichbar empfundener Ferne. Sodass es sich dann eben doch im Vorfeld anfühlt, als liege eine unendliche Zeit des Verzichts vor dir. Um dich vor dieser Durststrecke zu schützen, gehst du möglicherweise gar nicht erst los.

GROßER RAHMEN, KLEINE RAHMEN – WARUM DU EIN FERNZIEL *UND* W.U.N.D.E.R.-ZIELE BRAUCHST

Das bedeutet nun keinesfalls, dass dieses Fernziel, das du in Kapitel fünf herausgearbeitet hast, weil es deinem Vorhaben Sinn gibt, nicht mehr zur Motivation taugt und du es in die Tonne treten sollst.

Ganz im Gegenteil!

Du benötigst es unbedingt, um deinem Vorhaben eine Richtung zu geben: Da willst du hin! Deswegen tust du das hier! Es ist die Hintergrundstrahlung, die dich auf dem Weg immer wieder mit Energie versorgt. Die dafür sorgt, dass du nicht aufgibst, bevor du das erreicht hast, was du willst. Dein Fernziel darf ruhig ein großes sein. Es darf sich ruhig zunächst noch weit entfernt anfühlen, denn es gibt den großen Rahmen vor.

Eine Bekannte von mir hat irgendwann den verrückten Einfall gehabt, einmal am New-York-Marathon teilzunehmen. Ein ziemlich ehrgeiziges Ziel, besonders, wenn man bedenkt, dass sie zu diesem Zeitpunkt völlig untrainiert war und einige Pfunde über ihrem Normalgewicht mit sich herumschleppte. Es war klar, dass sie niemals einfach so am Marathon hätte teilnehmen können – sie hätte nach wenigen Kilometern aufgeben müssen. Dass sie trotzdem mit Elan zu trainieren begann und angesichts der schieren Größe ihres Fernziels nicht direkt kapitulierte, lag an drei Dingen.

Erstens: Der Gedanke, leichtfüßig durch New York zu traben und irgendwann glücklich die Ziellinie zu überqueren, beflügelte sie. Alle paar Tage schaute sie sich Videos von der Veranstaltung an und dachte jedes Mal: Bald bin ich auch dabei! Sie hängte ein Bild der Skyline von New York neben ihr Bett. Jeden Tag war es das Letzte, was sie vor dem Einschlafen sah, und das Erste, wenn sie die Augen aufschlug.

Zweitens: Sie hat in den großen Rahmen kleinere Rahmen eingefügt. Das heißt, sie hat Etappenziele festgelegt. Ich nenne solche Meilensteine W.U.N.D.E.R.-Ziele. Einmal, weil sie auf wundersame Weise anspornen, über sich selbst hinauszuwachsen und die nötigen Schritte zu tun. Andererseits, weil sie in der Summe alle Schritte umfassen, die gemeinsam das Wunder fertigbringen, das Fernziel auch wirklich zu erreichen – so groß und ehrgeizig es auch anfangs scheinen mag.

Drittens: Weil ein fester, von großen Gefühlen begleiteter Vorsatz tatsächlich Wunder wirken kann – wie ein Zauberspruch. Dann unterstützen dich die Umstände mit Synchronizitäten, also wundersamen »Zufällen«, die mit herkömmlichen Erklärungsansätzen (noch) nicht begründbar, aber durchaus real beschreib- und messbar sind.[7]

W.U.N.D.E.R. ist dabei ein Akronym, die Buchstaben des Wortes sind jeweils die Anfangsbuchstaben anderer Begriffe. Diese Begriffe beschreiben, worauf es beim Formulieren eines W.U.N.D.E.R.-Etappenziels ankommt:

W. – Das Etappenziel ist wichtig fürs Erreichen des Fernziels. Das bedeutet, das Erreichen des Zwischenziels muss dich auf dem Weg zu deinem Fernziel wirklich einen Schritt weiterbringen, denn nur so kann es dich beflügeln, und du ruhst dich nicht zu lange am erreichten Etappenziel aus.

U. – Umsetzbar. Die Anforderungen der Etappe müssen grundsätzlich machbar und realistisch sein und nicht zum jetzigen Zeitpunkt unrealistische Anforderungen an dich, deinen Körper oder die Umstände darstellen.

N. – Nachvollziehbar. Dir muss klar sein, was du zu tun hast, um die Zwischenstufe zu erreichen.

D. – Definierbar. Das bedeutet, das Erreichen des Zwischenzieles muss objektiv in irgendeiner Weise messbar sein. Zum Beispiel, weil du eine bestimmte Grammzahl abgenommen hast oder weil du das nächstkleinere Loch deines Gürtels benutzen kannst. Denke dabei auch an Punkt **U.**, wie umsetzbar.

E. – steht für **e**motionales Engagement. Positive Emotionen und Einsatz sind wichtige Punkte auf einem Weg, der bis zum Schluss gegangen werden soll. Das heißt: Es geht um neugieriges, spielerisches Ausprobieren, um Staunen, Genuss, Spaß und das völlige Aufgehen im Hier und Jetzt. Die Emotionen belohnen dich auch dafür, den Weg zu gehen, sie sind damit ein wichtiger Motivationsfaktor.

R. – Dieses R steht wieder für **R**ahmen: Auch jede Etappe braucht als Unterrahmen ein zeitlich bestimmtes Ende. Dadurch lässt sich dann überprüfen, ob das definierte Etappenziel (siehe D) erreicht wurde, ob es realistisch war oder vielleicht auch ein wenig zu leicht erreichbar. Letzteres würde das anspornende Gefühl, etwas geschafft zu haben, schmälern, und das schadet der Motivation. Auf diese Weise lässt sich dann das nächste Etappenziel gegebenenfalls anpassen.[8]

Erster Schritt: Fernziel überordnen und mit Datum versehen
Schauen wir also mal, wie das beim Abnehmen aussehen könnte. Damit die W.U.N.D.E.R.-Ziele wirken, braucht es zunächst unbedingt das Fernziel, das deinem Projekt Sinn verleiht. Auch dieses Fernziel – dein übergeordneter Rahmen – benötigt ein Datum. Das könnte zum Beispiel sein:

Du möchtest bis zum Sommerurlaub wieder in den Bikini passen, den du im Jahr, bevor du schwanger wurdest, zuletzt getragen hast – damals hattest du zwei Kleidergrößen weniger.

Oder: Du willst bis zu deiner Hochzeit 20 Kilo abnehmen.

Oder: Du möchtest deine Ernährung aus gesundheitlichen Gründen auf Low Carb umstellen und gleichzeitig mit einem sechswöchigen Online-Sportprogramm deine Muskeln neu definieren.

Zweiter Schritt: W.U.N.D.E.R.-Ziele entwerfen
Anschließend nimmst du dir die Etappenziele vor.
Es kann sein, dass du dafür noch wichtige Entscheidungen treffen musst. Im Falle der oben genannten Beispiele weißt du nur im dritten Fall – dem spezifischen Sportprogramm, kombiniert mit Low-Carb-Ernährung – schon relativ genau, mithilfe welcher Methoden du dich auf dein Fernziel zubewegen möchtest, bei den anderen beiden Fernzielen ist das noch offen.

Falls also noch nicht geschehen, ist es nötig festzulegen, mit welcher Diät, welchem Kochbuch, welcher App und so weiter du deine Ernährung – fürs Erste – umstellen möchtest. Und mit welchem Sportprogramm, welchen neuen Bewegungsgewohnheiten oder welcher Fitness-App du das – fürs Erste – begleiten möchtest. Dass ich hier »fürs Erste« schreibe, hat seinen Grund, auf den ich in Kürze noch zu sprechen komme.

Welche Ernährung und welches Bewegungsprogramm für dich persönlich am besten sind, kannst nur du ganz allein entscheiden – wichtig ist, dass du dir die Freiheit nimmst, das auch zu tun. Nur du bestimmst letzten Endes darüber, was du in deinen Körper hineingeben möchtest und was nicht. Wenn du also noch unsicher bist und dir einen Hinweis wünschst, was die für dich geeignete Methode oder das für dich geeignete Programm ist, kann dir die folgende Meditation helfen:

DER KORRIDOR DER MÖGLICHKEITEN
Setz dich bequem und gerade hin.
Deine Füße stehen hüftbreit auseinander stabil auf dem Boden.
Deine Hände ruhen auf den Oberschenkeln.
Hefte den Blick auf einen Punkt an der gegenüberliegenden Wand.
Du behältst diesen Punkt im Blick.
Wie fühlt sich deine Atmung an?

Wie das Einatmen?

Wie das Ausatmen?

Konzentriere dich nur auf deine Atmung.

Ein und aus.

Ein und aus.

Richte nun deine Aufmerksamkeit auf deine Füße.

Spüre, wie sich die Fußsohlen anfühlen.

Die Zehen.

Die Oberseiten der Füße.

Die Knöchel.

Richte nun deinen Fokus auf deine Hände.

Spüre sie.

Fühle deine Handflächen.

Die Finger.

Die Handrücken.

Das Handgelenk.

Richte nun deine Aufmerksamkeit auf das, was du hörst.

Auf deine Atemgeräusche.

Die Klänge im Raum.

Geräusche, die von weiter weg an dein Ohr dringen.

Richte jetzt deinen Fokus auf deine Augen.

Schließe sie.

Spüre die Entspannung, die sich in deinen Augen und um sie herum ausbreitet.

Spüre, wie sich die Entspannung im Kopf fortsetzt, bis auch er völlig entspannt ist.

Von hier aus breitet sich die Entspannung weiter aus.

Sie strömt durch deinen Hals in deinen Brustkorb.

Von dort in die Arme.

In die Hände.

In den Bauch.

In die Beine.

Und schließlich in die Füße.

Spüre die Entspannung.

Überall.

Auf dem Höhepunkt deiner völligen Entspannung siehst du vor dir einen Garten.

Mit prächtigen Pflanzen.

Hinter den Gewächsen schimmert ein wunderschönes Haus.

Es zieht dich auf wundersame Weise an.

Du gehst langsam darauf zu.

Schritt für Schritt.

Zur Haustür führt eine Treppe hinauf.

Du nimmst langsam eine Stufe nach der anderen.

Legst die Hand auf die Klinke der Haustür.

Und drückst sie herunter.

Sie ist nicht verschlossen und öffnet sich leicht.

Vor dir siehst du einen langen Korridor.

Mit vielen Türen.

Eine davon zieht dich unwiderstehlich an.

Du gehst darauf zu.

Legst die Hand auf die Klinke.

Drückst sie herunter.

Auch diese Tür ist offen.

Hinter der Tür erblickst du etwas.

Nur du kannst es sehen.

Es kann eine Pflanze sein.

Ein Gegenstand.

Eine Frucht.

Ein Lebensmittel.

Oder etwas anderes.

Es ist dein Hinweis.

Dein Zeichen.

Atme nun tief durch die Nase in den Bauch ein.

Halte den Atem an.

Zähle.

Eins.
Zwei.
Drei.
Vier.
Fünf.
Sechs.
Sieben.
Dann lasse den Atem langsam durch den Mund hinausfließen.
Während du so langsam ausatmest,
schwebt das, was du siehst, auf dich zu.
Kurz bevor es dich erreicht,
macht es halt.
Es strahlt eine große, angenehme Energie aus.
Du spürst, wie du diese Energie aufnimmst,
wie sie dich erfüllt.
Wenn du vollständig ausgeatmet hast,
schließe deinen Mund.
Atme normal durch die Nase weiter.
Konzentriere dich auf die Empfindungen in deinem Körper.
Sitze still
und atme ruhig weiter.
Betrachte deinen Hinweis.
Spüre die Energie, die von dem Zeichen ausgeht.
Atme nun wieder tief durch die Nase in den Bauch ein.
Halte den Atem an.
Eins.
Zwei.
Drei.
Vier.
Fünf.
Sechs.
Sieben.

Dann lasse den Atem ganz langsam durch den Mund wieder hinaus-
fließen.
Wenn du vollständig ausgeatmet hast,
schließe deinen Mund
und atme normal und fließend durch die Nase weiter.
Erneut konzentrierst du dich auf die Empfindungen in deinem Körper.
Spüre die Energie, die du empfangen hast.
Sitze nun wieder still
und atme ruhig weiter.
Wenn du dich bereit fühlst,
öffne die Augen.

Das, was du hinter der Tür des Korridors gesehen hast, ist eine Botschaft deines Unterbewusstseins, die du nun deuten kannst. Sie gibt dir einen Hinweis darauf, was die richtige Ernährungsmethode, die richtige Diät oder das richtige Programm für dich sein kann. Dabei gibt es keine richtige oder falsche Deutung: Was du spürst und assoziierst, weist dir den Weg. Je reicher dein »intuitiver Vorratsschrank« bereits gefüllt ist, mit je mehr Programmen du dich bereits mindestens gedanklich befasst hast, umso deutlichere Hinweise kann dir diese Meditation liefern. Ganz nebenbei wirkt sie stark entspannend und kann deinen Appetit dämpfen.

Sobald du weißt, auf welche Methode beziehungsweise welches Programm du zurückgreifen möchtest, kannst du dein erstes W.U.N.D.E.R.-Ziel festlegen. Ich spiele das mal am Beispiel der 20 Kilo bis zur Hochzeit durch. Nehmen wir einmal an, du hast dich zunächst einmal für die Diät aus einer Frauenzeitschrift entschieden und möchtest zusätzlich mit dem Fahrrad zur Arbeit fahren, statt das Auto zu nehmen:

W. – **W**ichtig fürs Erreichen des Fernziels ist dein Etappenplan, wenn er dich dem Fernziel ein Stückchen näherbringt. Das ist hier gegeben, denn du kannst davon ausgehen, dass die Kombination einer Diät mit mehr Bewegung in der Lage sein sollte, dein Gewicht mehr oder weniger zu reduzieren.

U. – **U**msetzbar ist dein Etappenziel, wenn du die zu seinem Erreichen beschlossenen Schritte in deinen Alltag integrieren kannst. Das heißt zum Beispiel, dass die Fahrt mit dem Rad nicht zu viel Zeit in Anspruch nehmen sollte und die für die Diätgerichte benötigten Zutaten für dich erhältlich sein sollten und du die Möglichkeit haben solltest, sie zu verarbeiten. Außerdem ist das Etappenziel nur umsetzbar, wenn es realistisch ist. Ein Grund, dass viele Diäten scheitern, sind völlig überzogene Erwartungen wie zum Beispiel die Hoffnung, vier Kilo oder mehr pro Woche loswerden zu können. Das ist aber – sollte es denn überhaupt klappen – weder gesund noch kann es dauerhaft erfolgreich sein, weil der Körper bei drastischer Nahrungsreduktion sofort in den Notmodus schaltet und den Stoffwechsel herunterregelt: Der Jo-Jo-Effekt ist so programmiert. Sind die Anforderungen zu streng, kann es obendrein sein, dass dein Körper mit Heißhungerattacken reagiert und du die Crash-Kur vorzeitig abbrichst.

N. – **N**achvollziehbar ist der Inhalt der Etappe für dich, wenn die Anweisungen der Diät nicht allzu kryptisch sind und du auch die anderen Eckpunkte des Etappenziels nicht als zu kompliziert empfindest.

D. – **D**efinierbar wird dein Etappenziel, wenn du festlegst, was du im gesetzten Rahmen (s. u.) erreichen möchtest. Nehmen wir der Einfachheit halber an, du hast bis zur Hochzeit noch 20 Wochen Zeit. Dann kannst du ein Etappenziel zum Beispiel näher definieren mit: Ich will innerhalb einer Woche (das ist der Rahmen, siehe auch Punkt »R.«) ein Kilo abnehmen. Allgemein werden etwa ein halbes bis ein Kilo Gewichtsverlust pro Woche als machbar angesehen.

E. – Hier wird es interessant, denn dein Engagement ist der flexibelste Teil jeder W.U.N.D.E.R.-Etappe. Du kannst mit erhöhtem Engagement stark dazu beitragen, dass du dein Etappen- und damit auch dein Fernziel erreichst. Du kannst zum Beispiel zusätzlich zum Rezeptplan und zum Radfahren noch vor jeder Mahlzeit eine Vagusübung machen (Kapitel vier). Du kannst dich bewusst auf langsames Essen und Genuss konzentrieren (Kapitel zwei), du kannst noch mehr Bewegung in deinen Tag einbauen. Wichtig: Vergiss dabei nicht den emotionalen Teil – genieße, was du tust. Probiere aus, spiele (mehr Anregungen dafür findest du später in Kapitel acht).

R. – Du setzt einen sinnvollen zeitlichen Rahmen. In diesem Fall – wie unter Punkt »D.« schon erwähnt – eine Woche, in der du dein definiertes Etappenziel von einem Kilo Gewichtsverlust erreicht haben möchtest. Daraus ergibt sich dann auch, dass du den großen Rahmen »Bis zur Hochzeit will ich 20 Kilo abgenommen haben«, in 20 einwöchige Rahmen/Etappen à ein Kilo Gewichtsverlust aufteilst. Das bedeutet auch: Du kontrollierst einmal die Woche, ob dein Etappenziel erreicht ist, nicht häufiger. Auch in einem Spiel wird nicht ständig der Spielstand notiert, dann käme man ja gar nicht zum Spielen. Tägliche Gewichtskontrolle ist zudem unnötig frustrierend und auch wenig aussagekräftig, da das Gewicht von Tag zu Tag schwanken kann. Erst über einen gewissen Zeitraum wird der Erfolg zuverlässig sichtbar. Durch den Rahmen in Relation zum unter »D.« definierten Etappenziel bekommst du eine Kontrollmöglichkeit und kannst deine nächste Etappe gezielt planen oder das Etappenziel eventuell anpassen. Wenn du zum Beispiel feststellst, dass du mit den gewählten Maßnahmen im festgelegten Zeitraum nicht genügend Gewicht verlierst, kannst du dir überlegen, ob du Punkt »E.« – dein Engagement – noch ausbaust. Vielleicht stellst du auch fest, dass es besser wäre, den Schlusspunkt für dein Fernziel nach hinten zu verschieben, weil ein

Kilo Gewichtsabnahme pro Woche sich als unrealistisch erweist. Dann kannst du zum Beispiel sagen: Ich verdopple den großen Rahmen auf 40 Wochen und verliere pro Etappe nur 500 Gramm. So schaffe ich bis zur Hochzeit zwar nur 10 Kilo, aber dann ist die Hochzeit eben das Bergfest. Das führt mich zum nächsten Punkt:

FEIERE DEINEN FORTSCHRITT

Dass Sportler und Teams ihre Siege feiern, ist selbstverständlich. Natürlich wird nicht jedes gewonnene Match mit Champagner begossen. Vielleicht werden nur kurz die Arme hochgerissen, oder es gibt einen kleinen Freudensprung. Aber es wird gefeiert. Mehr oder weniger.

Doch selbst, wenn ein Team nicht gewonnen hat, klopfen sich die Beteiligten gegenseitig auf die Schulter. Anschließend trifft man sich mit dem Coach, um ein gemeinsames Getränk einzunehmen und zu besprechen, was gut und was weniger gut gelaufen ist und was beim nächsten Mal vielleicht besser gemacht werden kann. Einfach übergangen wird das Ende einer sportlichen Partie nie. Revue passieren zu lassen ist ein wichtiges Ritual, denn es ist auch die Anstrengung, die anerkannt wird, und nicht nur der Sieg. Das stärkt die Motivation fürs Training und fürs Dranbleiben und natürlich für die nächste Runde.

Auf die Schulter klopfen darfst und solltest auch du dir nach jeder Etappe. Auch dann, wenn du das selbst gesetzte Ziel einmal nicht erreicht haben solltest. Das ist nicht schlimm, du musst ja erst einmal herausfinden, wie dein Körper auf deine Ernährungsumstellung und/oder dein Sportprogramm reagiert und welche Erwartungen realistisch umsetzbar sind. Außerdem ist dein Körper keine Maschine. Stoffwechselprozesse passen sich an, manchmal lagert dein Körper mehr Wasser ein, und wenn du länger nicht auf der Toilette warst, wiegst du mehr – all das kann die von deiner Waage angezeigte Zahl beeinflussen.

Das Wichtigste ist, dass du diesen von dir gewählten Weg auf dein Fernziel zugehst, Schritt für Schritt. In deinem Tempo, das du jederzeit anpassen darfst. Das ist es, was entscheidend ist. Du spielst dein Spiel nicht gegen einen Gegner, auch nicht gegen dich selbst. Das ist das Schöne an diesem Spiel: Du spielst es *für* dich. Weil du es willst.

Feiere also deinen Erfolg, eine weitere Etappe gemeistert zu haben. Tu etwas, das dir gefällt: Schau einen schönen Film. Geh schwimmen. Mach einen Spaziergang. Tanze eine Runde zu deinen Lieblingssongs. Oder auch: Gönne dir eine Leckerei, die in deinem Diätplan nicht vorkommt, und genieße sie ganz bewusst. Solange du sie bewusst genießt und nicht kopflos in dich hineinstopfst, ist das völlig in Ordnung (siehe Kapitel zwei).

Besonders hervorstechende Etappen kannst du auch größer feiern und dich selbst belohnen – das »Bergfest« zum Beispiel, wenn du also den halben Weg bis zum Erreichen deines Fernziels bereits geschafft hast. Vielleicht mit einem Tag im Spa. Einem Ausflug. Einer Massage. Dadurch signalisierst du deiner Psyche: Es ist schaffbar! Ich habe es bis hierher geschafft, dann schaffe ich den Rest auch noch!

GENIEßE DAS SPIEL VOLLER STAUNEN UND NEUGIER

Um die vorhin erwähnte Negativity Bias, also die tief in uns allen verwurzelte Angst vor Neuem zu überwinden und so Transformation möglich zu machen, gibt es etwas ganz Wunderbares. Dieses Wunderbare habe ich dir schon in Kapitel drei vorgestellt: Es ist deine Neugier. Mit deiner Neugier wird die neue Lebensweise zum Spielplatz. Darum ist das »E« in deinen W.U.N.D.E.R.-Etappenzielen, das für emotionales Engagement steht, auch von so großer Bedeutung, denn hier kannst du mit jeder Etappe neue spielerische Elemente in deinen Weg auf dein Fernziel hin integrieren.

Wenn du dir ganz bewusst machst, dass die Abneigung gegenüber Neuem nichts als ein überkommenes evolutionäres Erbe ist und dass von Lebensmitteln, die du noch nicht kennst, Gerichten, die du so noch nie gekocht hast, und Verhaltensweisen, die bisher keinen Einzug in dein Leben gehalten haben, keine unmittelbare Gefahr ausgeht, machst du dich frei für spannende neue Erfahrungen. Du ermöglichst Veränderung zum Positiven. Von Anfang an und die ganze Zeit über. So, wie du bei einem Spielenachmittag bei Freunden ohne Probleme und völlig angstfrei ein neues Gesellschaftsspiel testest, so probierst du nun eben dieses neue Gericht. Diese neue Übung. Die Möglichkeit, mit dem Rad zur Arbeit zu fahren. Dieses interessante Gemüse vom anderen Ende der Welt. Diese Meditation oder diese Übung aus dem Buch von Jan Becker.

Das Ernährungs- und/oder Bewegungskonzept deiner derzeitigen Wahl wird zu einer Art »Schnupperkurs«. Du kannst die Schnupperperiode sinnvoll dazu nutzen, spielerisch die in der Diät oder Ernährungsweise vorgesehenen Nahrungsmittel und Gerichte zu erkunden. Wenn sie dir nicht grundsätzlich widerstreben, kannst du sie dann auch bewusst mit guten Gefühlen »aufladen«, wie in der Übung »Dein intuitiver Vorratsschrank« in Kapitel drei vorgeschlagen.

Erinnere dich daran, dass der Sinn eines Spiels darin liegt, Spaß zu haben, den Moment zu genießen und in einen Flow zu kommen. Beim Essen, aber auch beim Ausprobieren neuer Sportarten funktioniert das am besten, wenn du dich im Hier und Jetzt verwurzelst. Dabei kannst du dir von deinem Körper helfen lassen. Lies dazu gerne noch einmal die Vorschläge in Kapitel vier. Mache zum Beispiel »Das Ypsilon des Erfolgs«, summe dein Lieblingslied, gurgle eine halbe Minute mit einem Schluck Wasser oder mache eine Atemübung.

Dann befrage in Ruhe nacheinander deine Sinne. Nicht nur während des Essens, sondern auch schon, während du deine Zutaten einkaufst, während du die Gerichte zubereitest, während du dein Sportprogramm machst – oder auch einfach immer wieder zwischendurch:

- Was sehe ich?
- Was rieche ich?
- Was spüre ich?
- Was höre ich?
- Was schmecke ich?
- Wie fühlt sich mein Körper an, während ich das hier tue?
- Was *ist* in diesem Moment, jetzt und hier?

Frage dich diese Fragen nicht alle auf einmal, sondern fokussiere dich zunächst ein Weilchen aufs Sehen. Dann auf deinen Geruchssinn. Und so weiter. Wenn du dich auf deine Sinne und deine Empfindungen genau jetzt konzentrierst, schaltest du stressige Gedanken aus. Stattdessen erlebst du das, was jetzt gerade ist, und bekommst die Chance, es zu genießen. Genieße den Weg, den du in diesem Augenblick gehst. Für den du dich selbst entschieden hast. Vielleicht ist das, was du erlebst, ein neuer Geschmack. Eine neue Empfindung in deinem Körper. Ein neuer Geruch. Egal, was es ist: Koste es aus. Denn dieser Moment in deinem Leben ist einzigartig. Er kommt, so wie er jetzt gerade ist, nie wieder.

MACHE DIR BEWUSST: DAS IST DEIN SPIEL. DU BESTIMMST DIE REGELN!
Viele Macher kommerzieller Ernährungs- und Fitnessprogramme haben inzwischen verstanden, dass es die Motivation stark vergrößert, wenn sie zwar einen Rahmen vorgeben, an dem sich die Teilnehmer orientieren können, innerhalb dessen Letztere aber gleichzeitig möglichst viel selbst bestimmen dürfen. Da gibt es flexible Module. Rezepte, die man sich selbst aussuchen kann. Unterschiedliche Übungen, die sich nach Gusto zusammenstellen lassen. Diese Programme sind meist diejenigen, die

die erfolgreicheren sind und sich am Markt etablieren – weil sie berücksichtigen, dass es ein ganz essenzieller Motivator aller Menschen ist, selbst entscheiden zu dürfen.

Es ist wirklich so: Entscheidungen machen glücklich!

In etlichen Studien haben Psychologen außerdem inzwischen bestätigt, dass Menschen, die das Gefühl haben, ihr Leben autonom zu gestalten, nicht nur zufriedener sind, sondern auch bei ihren Vorhaben erfolgreicher. Menschen mit einer solchen »internalen Kontrollüberzeugung« – dem Gefühl, sein Leben und das, was darin geschieht, in der Hand zu haben und nicht von den Umständen bestimmt zu werden – haben mehr Spaß, verdienen mehr Geld, haben mehr Freunde und erreichen ihre Ziele eher.

Genau das, was du brauchst, nicht wahr?

Interessant ist, dass es völlig egal ist, wie groß oder klein die Entscheidungen sind. Sogar die Entscheidung zwischen, sagen wir, einem Knäckebrot mit Basilikum-Frischkäsecreme, einer Handvoll Weintrauben oder einer Banane hebt das Zufriedenheitslevel, die Motivation und damit die Erfolgsaussichten. Zu viele Möglichkeiten sollten es allerdings auch nicht sein, das überfordert wiederum, wie sich in anderen Studien herausgestellt hat – zwei bis drei Auswahloptionen reichen.

Was tun, wenn nun aber ausgerechnet das Programm, für das du dich entschieden hast, mit starren Plänen arbeitet? Ganz einfach: Dann musst du dir die Entscheidungsmöglichkeiten eben selbst schaffen.

Wie? Wie es dir gefällt! Tausche Zutaten aus. Kombiniere mit Rezepten eines anderen Programms oder mit Rezepten anderer Tage. Ändere Details ab. Tausche das Frühstück mit dem Abendessen. Denke dir ein ganz eigenes Gericht aus. Gehe laufen, statt Yoga zu machen, oder umgekehrt. Und vor allem: Hab eine diebische Freude dabei, das System zu überlisten. Denn auch das ist Neugier, spielerischer Spaß bei der Sache und Genuss. Deine Entscheidung kann aber auch darin bestehen zu sagen:

Ich brauche eine Pause von diesem Programm und erlaube mir das für einen Tag, ein Wochenende, eine Woche oder wie lange du eben willst – und danach mache ich weiter. Oder du baust dir eine regelmäßige Pause in deinen Rahmen ein: Ich brauche einen Tag in der Woche, an dem ich essen kann, was ich will.

In einer Studie aus den Neunzigerjahren hat man festgestellt, dass Bewohner von Seniorenheimen regelrecht aufblühten, wenn sie sich immer insgeheim ein ganz kleines bisschen gegen die geltenden Regeln auflehnten. Die alten Damen und Herren tauschten zum Beispiel untereinander ihr Essen, stellten Möbel um und hielten Zeitpläne nicht zu hundert Prozent ein. Diese Senioren waren wesentlich agiler, gesünder, zufriedener und lebten länger als ihre folgsamen Mitbewohner.

Natürlich ging es hier nicht ums Abnehmen, und wahrscheinlich lebst du nicht in einem Seniorenheim.

Aber nachdem du im ersten Teil des Buches erfahren hast, wie eng die Verzahnung zwischen Körper und Geist ist, sollte es dich nicht überraschen, dass solche kleinen Vergnügungen für die Seele auch in anderen Zusammenhängen unseren Körper positiv beeinflussen können. Und sie können der wichtige Faktor sein, um deine Motivation für die Dauer deiner Ernährungsumstellung aufrechtzuerhalten.

Um es auf den Punkt zu bringen: Du bist niemals der Sklave eines Programms, das irgendjemand anders irgendwann einmal aufgestellt hat. Und falls du das doch so empfindest, mache dir Folgendes klar:

DU HAST DIE LIZENZ, DAS SPIEL ZU WECHSELN ODER ZU BEENDEN – JEDERZEIT!
Wenn du dich für ein Ernährungsprogramm oder auch ein Bewegungsprogramm – oder beides – entschieden hast, aber merkst, dass du damit nicht zurechtkommst, hast du immer die Freiheit, damit Schluss zu machen und etwas anderes auszuprobieren.

Dazu kannst du die Meditation »Der Korridor der Möglich-keiten« jederzeit wiederholen und eine weitere Tür aufmachen. Vor der Meditation kannst du dir auch verschiedene Möglich-keiten, die für dich grundsätzlich infrage kommen, in deinem Notizbuch aufschreiben. Bevor du zur eigentlichen Meditation kommst, entspannst du dich mit einer Atemübung und bittest dein Unterbewusstsein, dir einen Hinweis zu liefern, welche der Möglichkeiten die beste für dich ist.

Allerdings solltest du dabei ehrlich zu dir selbst sein. Du soll-test dir schon die Chance geben, Erfahrungen mit der gewähl-ten neuen Ernährungsform oder dem Sportprogramm zu sam-meln – auch hier helfen dir deine W.U.N.D.E.R.-Ziele: Bis zur nächsten Etappe hältst du durch, dann evaluierst du neu. Wenn du alles, was du testest, schon nach einem Tag abbrichst, spricht das eher dafür, dass du ganz generell keine Lust auf irgendeine Veränderung deiner Lebensweise hast. Das ist natürlich auch völlig in Ordnung und dein gutes Recht. Das solltest du dir dann auch bewusst machen und zugestehen.

Falls du in diesem Moment aber merkst, dass du eigentlich nicht so leicht aufgeben möchtest, kannst du noch einmal dein Fernziel und damit deine Motivation abklopfen. Lies dazu gerne ein weiteres Mal das vorige Kapitel »Die sichere Basis« und frage dich ehrlich: »Warum will ich eigentlich abnehmen? Und gibt es irgendetwas, was mich an der Aussicht, meinen Körper zu verändern, wirklich beflügeln könnte?«

7

PFEILER DREI: LOSLASSEN
ODER: WIE DU HINDERLICHE ÜBERZEUGUNGEN
DURCH KONSTRUKTIVE ERSETZT UND MIT SCHWUNG
IN EIN NEUES, LEICHTES LEBEN STARTEST

Auch eine schwere Tür hat nur einen kleinen Schlüssel nötig.

Charles Dickens

Veränderung wird möglich, wenn wir offen sind für Neues. Unsere Neugier, das haben wir gesehen, kann uns dabei sehr helfen: als treibende Kraft, die uns Dinge ausprobieren lässt und auf diese Weise neue spannende Erfahrungen ermöglicht. Die uns staunen lässt. Das betrifft alle Lebensbereiche, aber spielt eben auch eine entscheidende Rolle, wenn wir unsere Ernährung umstellen oder mehr Bewegung in unseren Alltag integrieren wollen, weil wir Gewicht verlieren möchten oder uns einen veränderten Körper wünschen.

Noch etwas anderes ist wichtig: Wir müssen wissen und akzeptieren, wo wir uns gerade befinden. Hier geht unsere Reise los. Nur wenn wir unseren Status quo kennen, können wir ihn hinter uns lassen. Denk noch mal an dein Navi im Auto: Du kannst immer nur da losfahren, wo du gerade bist, nicht schon drei Ortschaften weiter hinten. Selbst dann, wenn du wahnsinnig gerne früher am Ziel ankommen möchtest.

Aus diesem Grund ist eine Visualisierungsübung wie »Der Schmetterling im Kokon« aus Kapitel fünf so wertvoll: Sie baut eine Brücke von deinem Istzustand zu deinem gewünschten Zustand. Du akzeptierst einerseits, wie und wo du jetzt bist. Indem du aber deinen jetzigen Zustand als Kokon deklarierst, machst du deinem Unterbewusstsein andererseits klar: Dieser Istzustand ist vorübergehend. Hier will ich nicht bleiben, denn da will ich hin. Dein inneres Navi bekommt so beides: deinen Standort und dein Ziel. Und das sind die Koordinaten, die es braucht, damit es dir helfen und dir den Weg zeigen kann.

Anschließend müssen wir dann aber auch wirklich losfahren. Wir müssen es schaffen, uns von unserem Standort zu lösen. Und dann auch weiterzufahren und nicht alle paar Kilometer anzuhalten und zu überlegen, ob wir uns nicht vielleicht doch besser wieder dorthin zurückbegeben, wo wir gestartet sind.

Klingt logisch?

Stimmt!

Aber dass gerade dieses Loslassen für uns Menschen nicht immer so einfach ist, hat mir die Arbeit mit einem Klienten erst kürzlich wieder sehr deutlich vor Augen geführt. Dieser Klient, nennen wir ihn Karl, wollte zwar nicht abnehmen, aber er wollte mit seiner Firma einen neuen Geschäftsbereich erschließen. Er war fest entschlossen, neugierig und hatte große Pläne. Daran haperte es also nicht. Doch als ich mit ihm eine kleine Übung machte, offenbarte sich sehr deutlich ein anderes Problem.

Zunächst bat ich Karl, sich im Raum, in dem wir uns befanden, an einen Ort zu stellen, der für ihn seinen Status quo symbolisierte. Ohne zu zögern nahm Karl einen Platz in Nähe des Fensters ein.

»Das hier«, sagte er bestimmt. »Das hier ist mein Ort.«

Ich nickte und bat ihn: »Dann geh mal bitte ein Stück auf dein Ziel zu.«

Er ging federnd ein paar Schritte weiter in Richtung Raummitte. Während er das tat, stellte ich mich genau auf den Platz am Fenster, auf dem er zuvor gestanden hatte.

»Moment mal«, rief Karl, als er sah, was ich getan hatte. »Was machst du da, Jan? Geh von *meinem* Platz weg!«

»Kann ich gerne machen«, antwortete ich, »aber geh du bitte zunächst noch ein Stück weiter auf dein Ziel zu.«

Also stellte sich Karl an eine neue Stelle im Raum. Ich nahm unterdessen den Platz ein, an dem er zuletzt gestanden hatte. Erneut störte es ihn enorm, dass er nicht den vorherigen Ort behalten konnte, während er sich auf einen neuen zubewegte. So ging das ein paar Mal. Bis er von sich aus zugab: »Du hast recht, ich kann nicht alle Orte behalten, an denen ich mal war, wenn ich zu etwas Neuem aufbrechen will.«

Natürlich war ihm das rational auch vorher schon klar gewesen. Wie wir alle, so wusste auch Karl, dass es unmöglich ist, an zwei Orten gleichzeitig zu sein. Aber sein Unterbewusstsein wollte das vertraute und als sicherer Hafen empfundene Gewohnte, das durch den jeweiligen alten Standort symbolisiert wurde, nicht loslassen. Das äußerte sich in einem starken Gefühl des Widerstands. Durch diesen Widerstand war Karl überhaupt nicht mehr auf sein Ziel fokussiert. Er verlor es, wie sich in unserer kleinen Aufstellung ganz deutlich zeigte, aus den Augen. Statt die neue Perspektive anzunehmen, die ihm sein neuer Standort bot, schaute er die ganze Zeit zwanghaft zurück auf das, was er eigentlich hinter sich lassen wollte: auf den Ort, an dem nun ich stand. Dadurch klebte er quasi daran fest.

Ein solch unbewusster Widerstand kann Veränderung komplett blockieren und dir auch das Abnehmen schwer machen.

DU BIST SO FREI: ÄNDERE, WAS DU WILLST, DU KANNST DICH DABEI NICHT VERLIEREN

Erinnerst du dich an die Übung »So bin ich eben?« aus Kapitel zwei? Dort hattest du die Glaubenssätze zusammengetragen, die du im Laufe deines Lebens von Menschen in deiner Umgebung übernommen hast. Oder jene, die sich dir eingebrannt haben, weil du dich mit anderen verglichen hast – ob nun im realen Leben oder mit Models und Prominenten, mit deren Bildern wir alle ständig in den Medien berieselt werden. Sätze, die dazu beigetragen haben, deine jetzige Körperwirklichkeit zu erschaffen und zu festigen. Sätze wie: »In unserer Familie ist man leider etwas dicker«, »Ich bin unsportlich« oder »Ich brauche was Süßes nur anzugucken und es bleibt auf meinen Hüften kleben«. Aber auch Sätze wie: »Ich bin eben intellektuell und nicht sportlich« oder »Was nützt einem eine Sanduhrenfigur, wenn man nix in der Birne hat?«, die deine Körperfülle mit etwas Positivem gleichsetzen.

All das sind Sätze, die dich – im wahrsten Wortsinne – beschweren und verhindern können, dass du einsteigst und der eigentlich erwünschten Veränderung entgegenfährst.

In Kapitel zwei hatte ich dir darum auch schon das wunderbare Ritual »Das Siegel des Saturn« vorgestellt, das dir dabei helfen kann, dich von solchen alten Glaubenssätzen zu verabschieden. Das klappt umso besser, wenn du begreifst, dass diese Sätze genauso wenig Teil von dir sind wie alle Aspekte deines täglichen Lebens. Hört sich gewöhnungsbedürftig an?

Dann möchte ich dich jetzt bitten, einmal an eine altehrwürdige Universität zu denken. Nehmen wir beispielsweise die Universität Cambridge, eine der ältesten Unis der Welt. Sie wurde im Jahr 1209 gegründet, das ist nun wirklich eine ganze Weile her – aber es gibt sie immer noch.

Doch ist das, was wir heute sehen und unter der »Universität

Cambridge« verstehen, tatsächlich noch die Universität von 1209?

Seit damals hat sich baulich einiges verändert, um nicht zu sagen: fast alles. Bis auf ein einziges gibt es kein Gebäude mehr, das schon damals stand. Und auch dieses eine, die »School of Pythagoras«, ist nicht mehr, was es einmal war. Nicht nur, weil sich seine Funktion geändert hat – einst wurde es als Versammlungshalle genutzt, heute ist darin ein Archiv untergebracht. Das Gebäude war außerdem über die Jahre Verwitterungsprozessen ausgesetzt, es wurde immer mal wieder renoviert, verändert, instand gesetzt. Nichts ist mehr exakt so, wie es war. Und logischerweise lebt keiner der Professoren aus den Anfangstagen noch, keiner der Studenten. Das gesamte Kollegium, alle Studenten wechseln ständig, jedes Jahr kommen neue hinzu, andere gehen. Was gelehrt wird, ist ebenfalls einem steten Wandel unterworfen. Wie ein lebendiger Organismus hat sich die Universität Cambridge immer wieder und wieder erneuert. Und doch bezeichnen wir sie weiterhin mit demselben Namen.

Mit dir ist das nicht anders.

Auch das, was du unter dem Etikett »Ich« zusammenfasst, das, was du äußerst, wenn dich auf einer Party jemand fragt: »Wer bist denn du? Erzähl doch mal!«, das verändert sich ständig. Alles an dir ändert sich ständig. Du siehst heute völlig anders aus, als du es als Baby oder Kind getan hast, und auf jeden Fall ein bisschen anders als noch vor einem Jahr oder ein paar Monaten und sogar seit gestern. Du warst mal dicker, mal dünner, mal mehr, mal weniger trainiert. Mal hattest du kurze Haare, mal lange, unter Umständen hast du inzwischen gar keine mehr. Vielleicht, weil sie dir ausgefallen sind – oder weil du sie abrasiert hast. Als Teenie hattest du Pickel, heute vielleicht Falten. Und die Veränderungen schreiten immerzu fort. Alle sieben bis zehn Jahre haben sich die Zellen deines Körpers, mit Ausnahme einiger im Herzen und Gehirn, vollständig erneuert.

Trotzdem bist du immer noch du.

Du denkst heute andere Gedanken als noch vor einigen Jahren. Findest anderes schön oder hässlich. Du hast neue Erkenntnisse gewonnen. Du hast Dinge gelernt, anderes hast du vergessen. Deine Ansichten und dein Wissen über »die Welt« haben sich geändert, vielleicht stark, vielleicht nur subtil, aber mit jeder Erfahrung, die du gemacht hast, jedem Buch, das du gelesen hast, hat sich alles ein bisschen verschoben – auch wenn du es nicht gemerkt hast.

Denn trotzdem bist du immer noch du.

Vielleicht bist du aus der Kirche ausgetreten oder hast einen anderen Glauben angenommen. Politische Einstellungen, die du einmal hattest, haben sich vielleicht gewandelt. Du hast heute andere Hoffnungen, andere Ängste als noch vor einiger Zeit.

Trotzdem bist du immer noch du.

Du hast Dinge erreicht oder bist auch mal gescheitert, du hast dir Dinge gekauft und hast andere weggegeben. Du verdienst heute mehr Geld als früher oder vielleicht auch weniger. Du wohnst wahrscheinlich in einer anderen Wohnung oder einem anderen Haus als in deiner Kindheit oder noch zu Zeiten deiner Ausbildung. Du lebst und arbeitest möglicherweise an einem anderen Ort. Eventuell bist du bereits pensioniert. Du hast heute ein anderes Fahrrad als vor zehn Jahren, ein anderes Auto. Du trägst heute andere Kleider als gestern, und die aus dem vorvorigen Jahr sind längst im Kleidercontainer gelandet.

Doch du bist immer noch du.

Vielleicht hast du deinen Namen geändert, weil du geheiratet hast, oder du hast dich scheiden lassen und deinen früheren Namen wieder angenommen. Du hast neue Spitznamen bekommen. Du hast vielleicht einen anderen Partner oder eine andere Partnerin als noch vor einiger Zeit. Möglicherweise hast du eine Familie gegründet, Kinder bekommen. Du bist Mutter oder Vater geworden. Hast Freunde hinzugewonnen, Freunde verloren. Und alle Menschen, mit denen du zu tun hast, verändern sich – wie du selbst – ständig.

Trotzdem bist du immer noch du.

Wenn du das verstanden hast, gewinnst du eine riesige Freiheit. Denn wenn sich alles stetig wandelt und du trotzdem immer du bleibst, ist klar: Du verlierst niemals deinen Kern, selbst wenn du aktiv jede Menge an deinem Leben veränderst. Wärest du ein Computer, dann könntest du an dir um- und herumprogrammieren, so viel du willst, ohne zu riskieren, dass du irgendetwas Wichtiges kaputt machst – denn dieses Wichtige, die Festplatte, ist immer schreibgeschützt. Es steht dir also frei, deine Glaubenssätze, deinen Körper, deine gesamte Lebenswirklichkeit so zu verändern, wie du nur willst. Und: Wenn sich etwas als untauglich oder nicht so toll erweist, wie anfangs gedacht, kannst du alles wieder ändern.

Du darfst das.

Jederzeit.

Sich das vor Augen zu führen macht es oft sehr viel leichter, sich von dem zu lösen, was du nicht mehr willst.

DEINE WUNDERSAME GLAUBENSSATZ-OP
Weiter vorne im Buch hatte ich von außen – etwa von anderen Menschen oder den Medien – übernommene Einstellungen und Glaubenssätze einmal als körperfremde Implantate bezeichnet. Implantate, die unser System, die Einheit von Körper und Geist, aber leider nicht als fremd erkennt und darum nicht abstößt. Glaubenssätze, die dazu beitragen, den Status quo zu zementieren und Veränderung zu blockieren.

Und was macht man mit Implantaten, die stören und die man nicht mehr haben will? Richtig: Man operiert sie heraus! Genau das kannst du auch mit überkommenen Glaubenssätzen machen. Schau dir dazu noch einmal die negativen Glaubenssätze an, die du dir in der Übung »*So* bin ich eben?« in Kapitel zwei aufgeschrieben hast, und suche dir einen Satz aus, mit dem du beginnen willst. Am besten den nervigsten Satz, der die Veränderungen, die du dir wünschst, immer wieder blockiert und der wahrscheinlich bisher dafür gesorgt hat, dass kein Diäterfolg dauerhaft war. Das kann ein Satz sein wie »Ich bin halt dick/unsportlich« oder auch »Diäten halte ich einfach nicht durch« bis hin zu »Schön sein zu wollen ist total oberflächlich«.

Setze oder lege dich dann erst einmal bequem hin. Schließe die Augen und konzentriere dich auf deinen Atem. Atme tief in den Bauch ein und zähle dabei im Geiste mit. Atme dann doppelt so lange aus, wie du eingeatmet hast.[9]

Nun denke an den Glaubenssatz – das Implantat –, mit dem du im Laufe der Jahre verwachsen bist.

Wo in deinem Körper verortest du das entsprechende Implantat? Im Bauch? Im Brustkorb? Im Kopf? Stelle dir vor, dass es dir in einer Signalfarbe deiner Wahl entgegenleuchtet. Nun stelle dir weiter vor, du bist ein Wunderheiler. Als dieser Wunderheiler kannst du einfach in dich hineingreifen und das leuchtende Implantat herausziehen.

Tu es jetzt.

Dann schau dir das Implantat genau an. Frage dich: Möchtest du dieses Glaubenssatz-Implantat vielleicht doch noch behalten? Dann kannst du es jetzt ganz einfach wieder einsetzen. Du bist dir sicher, dass du es loswerden willst? Dann kannst du es nun einfach in den Eimer für OP-Abfälle werfen und ein für alle Mal entsorgen.

Spüre dann noch einmal intensiv in deinen nun von Ballast befreiten Körper hinein. Merke dir dieses befreite Gefühl.

WER DU WIRKLICH BIST: DER BEOBACHTER

Vielleicht hast du dich vorhin gefragt, wer du denn dann sein sollst, wenn du all das, was du wahrscheinlich bisher unter dem Begriff »Ich« zusammengefasst hast, nicht sein sollst.

Die Frage ist berechtigt: Wer *bist* du? Wer bist du, wenn sich alles an dir, deinem Körper, deinen Gedanken und um dich herum stetig verändert? Was ist dein Kern? Das, was bleibt und unveränderlich ist? Der Kern, der die Macht hat, das Außen zu verändern, aber selbst ewig unverändert bleibt?

Die Antwort auf diese Fragen ist schwierig mit Worten zu beschreiben, denn um sie zu begreifen, muss man sie erleben. Dabei hilft dir ein kleines Experiment.

GEDANKENLOS IN TRANCE ODER:
WO IST DAS VÖGELCHEN?

Stell dir vor, du bist Ornithologe. Ornithologen sind Vogelkundler, die einen großen Teil ihrer Zeit damit verbringen, leise und geduldig in versteckten Unterschlüpfen zu hocken und Vögel zu beobachten.

Du bist also Vogelkundler. Die Vögel, die du beobachten möchtest, sind deine Gedanken. Lege dich also in deinem Kopf auf die Lauer, damit du deinen nächsten »Gedankenvogel« auch erwischst. Sei leise, verhalte dich ganz ruhig und warte.

Wenn er schließlich kommt: Beobachte ihn. Versuche nicht, ihn zu fangen. Beurteile ihn nicht. Vielleicht fliegt er nur vorbei. Vielleicht lässt er sich auch kurz nieder, wird lauter und will dich dazu animieren, über ihn eingehender nachzudenken. Doch schau ihn dir an, wie du auch einen Vogel auf der Fensterbank betrachten würdest: neugierig, aber ohne zu urteilen.

Was passiert hier?

Bevor sich dein erster Gedanke zeigt, wirst du erleben, dass dein nächster Gedanke einen kleinen Moment – oder auch eine ganze Weile – auf sich warten lässt.

In dieser Zeit stehen deine Gedanken still. Das geschieht durch deine völlige Fokussierung auf den Moment. Menschen, die meditieren, fokussieren sich stattdessen oft auf einen Punkt zwischen ihren Augen. Oder den Mittelpunkt eines Mandalas. Oder einen Klang. Oder den Fluss des Atems. Ein Hypnotiseur lässt die Person, die er hypnotisieren will, auf ein Pendel schauen oder bringt sie dazu, sich auf seine Stimme zu konzentrieren. Durch eine solche Fokussierung auf nur eine Sache, die eine gewisse Zeit durchgehalten wird, entsteht immer ein Zustand der Trance und damit höchste Suggestibilität: Das bedeutet, jetzt ist das Unterbewusstsein absolut aufnahmefähig. Du erlebst also in diesem Augenblick, so kurz er auch sein mag, eine absolute Kostbarkeit: innere Stille. Das »Nichts«. Die magische Zone. Das Einssein mit allem, was ist. Denn der geduldige Beobachter, als der du dich in diesem Augenblick erlebst, ist nichts Geringeres als das Bewusstsein, das alles durchdringt.

Dabei meine ich mit Bewusstsein nicht das, was medizinisch mit »Bewusstsein« oder allgemein mit »Verstand« gleichgesetzt wird, also unser wacher Zustand, in dem wir uns als getrennt von allen und allem anderen empfinden. Mit Bewusstsein meine ich hier das, was Max Planck, der Begründer der Quantenphysik, als »bewussten intelligenten Geist« und »Urgrund aller Materie« bezeichnet hat. Wenn man Materie genauer untersucht, bis hinunter auf die subatomare Ebene, stellt man fest, dass alles zum größten Teil aus leerem Raum besteht. Auf subatomarer Ebene besteht ein Atom aus Quarks, die lediglich wegen hoher kinetischer Energien und Wechselwirkung untereinander Masse besitzen. Das »Nichts« besteht also aus veränderlichen und veränderbaren elektromagnetischen Feldern und ist dabei das verbindende Element zwischen uns allen – und allem, was ist. Mit dieser allumfassenden Einheit, darauf deutet vieles hin, steht jedes Unterbewusstsein immer in direktem Kontakt und Wechselwirkung. Das erklärt auch, warum du mit Gedanken – auch diese sind elektrische Impulse – und der daraus folgenden Prägung deines Unterbewusstseins die Wirklichkeit deines Körpers bis in die letzte Zelle hinein prägst.

Und nicht nur das: Vieles deutet darauf hin, dass du auch über dich selbst hinauswirkst. Wenn dein Unterbewusstsein von dir lebendige Botschaften erhält – also das, was Carl Gustav Jung als »innere Ereignisse« bezeichnet hat –, kann es diese Botschaften an das alles verbindende Bewusstsein weiterleiten, damit auch hier alles dafür getan wird, dass sich deine inneren Vorstellungen in deiner Realität verwirklichen. Auch wenn diese Botschaft ein schöner, schlanker Körper ist. Vielleicht hast du ja schon mal was von »Bestellungen beim Universum« gehört. Das hier ist das Prinzip dahinter. Falls du findest, dass das »unwissenschaftlich« klingt, hast du recht: Die Wissenschaft tut sich schwer, solche Phänomene einzuordnen, und untersucht sie darum lieber erst gar nicht. Doch es gibt Ausnahmen – wenn du mehr dazu wissen möchtest, empfehle ich dir mein Buch »Du kannst Wunder vollbringen«, in dem ich mich näher damit befasse und dir auch zeige, dass es durchaus Wissenschaftler gibt, die das Tabu durchbrechen.

Doch zurück zum Experiment! Sobald dann der erste »Gedankenvogel« durch deinen Kopf flattert (vielleicht ein ungeduldiges »Wie lange dauert das denn noch?«), reagiere nicht, sondern behalte die Beobachterposition bei. Du schaust dir den Gedanken einfach an. Neugierig und ohne ihn zu beurteilen. Dass das möglich ist, zeigt dir deutlich: Du bist nicht identisch mit diesem Gedanken! Oder mit irgendeinem anderen Gedanken. Denn du kannst nicht ein Gedanke sein und ihn zugleich beobachten. Noch immer bist du der Beobachter.

Kurz: Du *bist.*

Falls dir das jetzt immer noch etwas kryptisch vorkommt, möchte ich dich ermutigen, das Experiment zu wiederholen. Denn du wirst merken, dass du mit etwas Übung dadurch nicht nur wunderbar zur Ruhe kommst, sondern dass die zunächst noch kurzen Gedankenpausen immer länger werden. Irgendwann kannst du sie willentlich ausdehnen. In jeder Gedanken-Lücke lässt du natürlicherweise alles los, was dich am Erreichen deines Fernziels hindern könnte.

Auch wenn du deine Gedanken durch Atemübungen, durch Meditation oder Rituale so weit beruhigst, dass du einige Zeit nichts denkst, erzeugst du solche Gedanken-Lücken. Diese Lücken kannst du nutzen, um gezielt dein Unterbewusstsein mit förderlichen Vorstellungen zu füttern und so erwünschte Veränderung herbeizuführen.

Diese Momente sind also der ideale Augenblick, um dir – zum Beispiel – in deinem Kopfkino den Teaser-Film deines Abnehmerfolgs anzusehen (lies hierzu gerne noch einmal »Das magische Mohrrüben-Kino« in Kapitel fünf), denn jetzt kann der Film als gezielter Auftrag ohne Umwege und ohne von alten Glaubenssätzen gestört zu werden, in dein Unterbewusstsein sinken.

Jetzt ist auch der ideale Moment, um deinen inneren schlanken zukünftigen Körper zu erspüren, wie in der Übung »Der Schmetterling im Kokon« aus Kapitel fünf.

Du kannst deinem Unterbewusstsein zudem neue Glaubenssätze eingeben. Sätze, die du nicht von irgendwem übernommen hast, sondern Sätze, die du bestimmst, damit sie dir helfen, dein Ziel zu erreichen. Diese Sätze werden so zu hypnotisch wirksamen Suggestionen.

Wie du diese am besten konstruierst, dazu kommen wir jetzt, in Teil zwei der Übung »*So* bin ich eben?« Und die heißt …

SO WILL ICH SEIN!

Du weißt also, welche Glaubenssätze nicht mehr beim Formen deines Selbstbilds ihr Unwesen treiben sollen. Aber wie sollen die aussehen, die dir stattdessen den Weg zu deinem Wunschkörper ebnen?

Du könntest jetzt auf die Idee kommen, einfach die negativen Sätze, die dich früher begleitet haben, ins Gegenteil zu verwandeln. Statt »Ich bin so dick!« sagst du dir fortan: »Ich bin so dünn!« Und statt »Ich bin total unsportlich« behauptest du: »Ich bin eine Sportskanone.«

Solange du aber noch am Anfang deines Programmes stehst und sich dein äußeres Erscheinungsbild noch nicht oder kaum verändert hat, wirst du möglicherweise auf ein grundlegendes Problem stoßen: Du kaufst dir diese Aussage selbst nicht ab! Du kannst dir hundertmal sagen »Ich bin schlank!«, wenn du gleichzeitig im Spiegel siehst, dass das nicht stimmt, wird dein bewusster Verstand rebellieren und den Weg ins Unterbewusstsein blockieren: »Augenblick mal, das stimmt doch gar nicht, seh ich doch!«

Natürlich kannst du nun hingehen und dich – wie vorhin beschrieben – in einen »gedankenlosen« Zustand versetzen und dann diese neuen Gedanken in dein Unterbewusstsein schicken. Sobald du aber wieder in den Spiegel schaust, könnte es sein, dass dein bewusster Verstand versuchen wird, deine Bemühungen bei jeder Gelegenheit zu sabotieren. Nicht, weil er dir Steine in den Weg legen möchte, sondern weil er sich als Hüter der Wahrheit versteht. Er ist der harte Türsteher, der dein Unterbewusstsein vor Fake News schützen möchte. Während er deinen Erfolgsfilm und deinen inneren Wunschkörper als Zukunftsvisionen akzeptiert, auf die du dich nach und nach zubewegst, kommt er mit der Diskrepanz deines aktuellen Spiegelbildes und deiner Aussage nicht klar. Dein Unterbewusstsein sagt dann »Hü«, dein wacher Verstand »Hott«. Dabei ist es gar nicht so schwer, beide an einem Zügel ziehen zu lassen.

An dieser Stelle kommt der Wegbereiter der Autosuggestion ins Spiel, der Franzose Émile Coué, der vor seiner steilen Karriere als Psychologe Ende des 19. Jahrhunderts eine Apotheke führte. Dort hatte er beobachtet, dass Menschen, denen er ihre Medizin mit aufmunternden Worten à la »Das wird Ihnen helfen!« überreichte, tendenziell schneller wieder gesund wurden als diejenigen, zu denen er nichts sagte. Das weckte sein Interesse. Schließlich entwickelte er seine später vielfach getestete Erfolgsformel: »Tous les jours, à tous points de vue, je vais de mieux en mieux.« Übersetzt heißt das: »Es geht mir mit jedem Tag und in jeder Hinsicht besser und besser!«

Eine solche graduelle Veränderung in eine Suggestion einzubauen ist sehr clever, denn auf den Satz »Es geht mir gut!« könnte – ganz genauso wie auf »Ich bin schlank« – ein innerer Widerstand folgen. Die Suggestion bliebe wirkungslos. So aber wird das verhindert, denn dass eine allmähliche Veränderung nicht sofort sichtbar sein kann, weiß dein Verstand. Also akzeptiert er deine Suggestion ohne Schwierigkeiten. Die Lösung ist also mit anderen Worten:

1. Formuliere deine Suggestion als graduelle Steigerung
Du kannst den Widerstand deines Verstands umgehen, indem du deine Suggestion genauso strukturierst, wie Coué es vorschlug:

- Mit jedem Tag werde ich schlanker und energiegeladener!
- An jedem Morgen erwache ich schlanker und schöner!
- Mit jedem Tag entwickele ich mehr und mehr Spaß an Bewegung!
- Mit jedem Tag weiß ich besser und besser, welches Essen mich gesund, schön und schlank erhält!
- Meine Energie und Lebensfreude wachsen mit jedem Tag ein bisschen mehr!

- Mit jedem Tag gewinne ich mehr und mehr Routine im Umgang mit frischen und schlank machenden Lebensmitteln.
- Mit jedem Tag wird mein neuer, schlanker Körper deutlicher sichtbar.

Ein weiterer Vorteil einer solchen Formulierung: Sobald die prophezeite Verbesserung sich auch nur im geringsten Maße zeigt, wertet dein Verstand das als Beweis, dass die Suggestion der Wahrheit entspricht. Sie bekommt damit sozusagen den VIP-Ausweis auf dem Weg in dein Unterbewusstsein in die Hand gedrückt und wird bevorzugt behandelt. Dadurch wird sie in ihrer Wirksamkeit verstärkt. Auf diese Weise wird auch die Suggestion selbst mit jedem Tag und in jeder Hinsicht besser und besser!

2. Benutze die Suggestion regelmäßig und auf mehreren »Kanälen«

Coué hat seinen Satz zunächst an sich selbst und später an seinen Patienten mit Erfolg ausprobiert. Er empfahl, seine Formel drei Mal am Tag zwanzig Mal hintereinander aufzusagen. Morgens, mittags und abends. Du kannst sie auch nur morgens und abends verwenden, aber es gilt: je häufiger, desto besser.
Wichtig ist es, den Punkt »aufsagen« wörtlich zu nehmen. Wiederhole deine Formel also nicht nur stumm in Gedanken, sondern sprich sie laut oder zumindest geflüstert, damit die Suggestion sich auf mehreren Ebenen einprägt. So wird eine stärkere neuronale Verschaltung im Gehirn bewirkt. Durch das laute oder leise Sprechen beziehst du deinen Hörsinn mit ein, aber auch die Mundmotorik und das benachbarte Sprachzentrum im Gehirn werden aktiv. Wenn du noch mehr Ebenen hinzunehmen möchtest, kannst du die Formel auch aufschreiben und sie währenddessen laut lesen – warum handschriftliche Notizen sich besser einprägen, hatte ich ja schon im Vorwort erläutert. Die Wiederholung festigt ebenfalls die Botschaft des Gesagten.

Du kannst jeden Tag dieselbe Formel benutzen oder dir eine ganze Palette an Formeln zurechtlegen. Prüfe bei jeder Formulierung, welche Empfindungen sie in dir hervorruft, und gib den Suggestionen den Vorzug, die dich so richtig peppen, weil sie dir ein positives Grundgefühl vermitteln. Du erinnerst dich: Das Gefühl ist der Treibstoff deines Vorhabens.

Ich bin ein sehr großer Fan der Coué-Formeln und benutze sie selbst für alle möglichen Vorhaben. Zum Beispiel, wenn es darum geht, kreativ zu sein, was ja das Wichtigste in meinem Beruf ist. Also sage ich mir: »Jeden Tag, in jeder Hinsicht werde ich immer kreativer.« Immer wenn ich das intensiviere, weil ich zum Beispiel ein neues Bühnenprogramm oder ein neues Seminar entwickeln muss, passiert es mir oft, dass ich im Café sitze, und plötzlich kommt von irgendwoher irgendwie eine Idee. Ich habe meinem Unbewussten den Auftrag gegeben, mich mit tollen Einfällen zu versorgen – und das wird dann auch umgehend erledigt.

DEIN KÖRPER BAUT AN GELINGENDEN SUGGESTIONEN MIT

In Kapitel vier hast du bereits erfahren, wie dein Körper dir über gezielt eingesetzte Körperhaltungen, Mimik, die Atmung und andere kleine Tricks beim Erreichen deiner Ziele helfen kann. Er kann dich aber auch sehr effektiv dabei unterstützen, dich von deinem alten Zustand und überkommenen Glaubenssätzen zu lösen. So erleichtert er einen Kickstart in Richtung deines Wunschlebens. Er lässt es dich auf der Stelle mit jeder Faser fühlen.

Dafür habe ich eine weitere sehr schöne Übung für dich:

I AM EASY!

Die Übung besteht wieder aus mehreren Schritten. Dabei dauert der Ablauf selbst nicht sehr lang – und sie hat einen absolut verblüffenden Soforteffekt. Setze dich zunächst entspannt auf einen Stuhl, der nicht an einem Tisch, sondern im Raum steht (falls das Zimmer eher klein ist, kann es eine gute Idee sein, den Stuhl auf die geöffnete Zimmertür auszurichten oder ihn mit der Lehne an eine Wand zu rücken, damit du nach vorn mehr Bewegungsspielraum hast).

1. Ich möchte dich als Erstes bitten, eine Faust zu ballen. Diese Faust repräsentiert dich. Nun nimmst du deine andere Hand und umgreifst damit ganz fest die Faust. Die zweite Hand repräsentiert dein Problem – in diesem Fall also wahrscheinlich das Gewicht, das du loswerden willst.

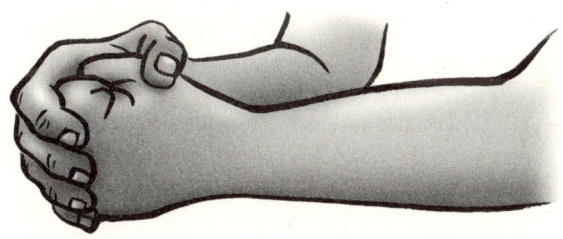

Nun überlege bitte einmal, was du – repräsentiert durch die Faust – tun müsstest, um dich aus dem Zugriff des Problems zu befreien. Wenn du zu einem Ergebnis gekommen bist, setze das bitte um. Und? Was hast du getan? Lass mich raten! Sehr wahrscheinlich hast du deine Finger ausgestreckt und so die Faust aufgelöst, um die Hand zu entspannen, mehr Bewegungsspielraum zu bekommen und die Problemhand abzuschütteln. Aber auch, wenn du etwas anderes gemacht hast, wichtig ist, dass du dabei gespürt hast, wie du das Problem losgeworden bist. Merke dir diese kleine Handsymbolik. Wir werden sie gleich in die eigentliche Übung einbauen.

2. Nun erinnere dich bitte an das Symbol, das du deinem leichten Körpergefühl in der Übung »Der Schmetterling im Kokon« in Kapitel fünf gegeben hast. Falls du die Übung noch nicht gemacht hast, kannst du das jetzt nachholen.

3. Nimm nun bitte eine Körperposition ein, die dein Problem repräsentieren könnte. Wenn du dein Problem wärest, wie sähe das aus, wie fühlte sich das an? Der gesamte Körper wird dabei zur Metapher für das Problem. Einige Menschen in meinen Seminaren lassen sich dann kraftlos und schwer auf dem Stuhl nach vorne sacken, andere schlaff nach hinten. Es gibt hier aber kein »richtig« und kein »falsch«. Die Haltung sollte sich nur für dich passend anfühlen.

4. Nun frage dich: Wie sähe meine Körperhaltung aus, wenn ich mich leicht und schön fühlte? Was ist die Metapher meines Körpers für die Lösung meines Problems? In meinen Seminaren springen dann die meisten vom Stuhl auf und reißen die Arme in die Höhe wie im »Ypsilon des Erfolgs«. Nimm auch du die Körperhaltung ein, die für dich die Lösung repräsentiert.

Die bisherigen vier Schritte waren der Probelauf. Nun fügen wir alles zusammen:

5. Nimm noch einmal die Körperposition ein, die dein Problem darstellt. Um das noch zu steigern, ballst du zusätzlich wieder die Faust und lässt sie von der »Problemhand« in den Clinch nehmen, wie zuvor geprobt.

6. Nun löst du zunächst ganz bewusst die Hände. Das »Problem« rutscht ab, die Faust – also »du« – löst sich auf, und die Finger können sich frei bewegen.

7. Nun nimmst du als Nächstes die Körperhaltung ein, die für die Lösung und dein neues leichtes Körpergefühl steht.

8. Falls du nicht schon stehst: Stehe auf und gehe in dieser neuen, leichten Körperhaltung zwei, drei Schritte vom Stuhl weg.

9. Jetzt drehst du dich um und betrachtest den leeren Stuhl. Mache dir bewusst: Da sitzt keiner mehr! Du bist bereits auf dem Weg in deine neue, schöne Zukunft.

10. Nun schließt du die Augen und denkst an das Symbol deiner Leichtigkeit. Verbinde dich völlig mit dem wunderbar leichten Gefühl!

11. Mit geschlossenen Augen drehst du dich jetzt erneut um, weg vom Stuhl und deiner beschwerten Vergangenheit.

12. Öffne die Augen und entferne dich mit dem Gefühl der Leichtigkeit und deinem Symbol der Leichtigkeit in Gedanken noch weiter von deinem alten Leben.

Auf diese Weise gehst du in deinem neuen Körpergefühl heraus aus der alten Situation, hinein in die Leichtigkeit, in dein neues Leben. Du streifst dein altes Körpergefühl bewusst ab. Damit trennst du dich gleichzeitig geistig, körperlich und räumlich von der Problematik – übrigens nicht nur, wenn es ums Abnehmen geht. Diese Übung hat immer einen ganz durchschlagenden Effekt, weil du durch sie dein neues, eigentlich noch in der Zukunft liegendes Lebensgefühl sofort spüren kannst. Falls du oft Schwierigkeiten damit hast, dich in ein zukünftiges Szenario einzufühlen, kann diese Übung dir helfen, deine Vision zu entwickeln und mit Leben zu füllen. Wie schon in Kapitel vier gezeigt: Es ist egal, wo du ansetzt, der Körper wirkt auf den Geist, der Geist auf den Körper.

8

PFEILER VIER: ENGAGEMENT
ODER: WIE DEIN ABNEHMPROJEKT EIN SPANNENDES
ABENTEUER BLEIBT UND DU HÜRDEN AUF DEM WEG
ZUM ZIEL ÜBERWINDEST

Die Dinge sind nie so, wie sie sind. Sie sind immer das,
was man aus ihnen macht.

Jean Anouilh

Im Englischen gibt es einen Spruch, den ich sehr mag: *human beings are doings*. Das heißt übersetzt in etwa: Menschen sind Macher. Das bedeutet einerseits, dass wir immer etwas Spannendes zu tun haben müssen, um an etwas dranzubleiben. Sonst wird uns nämlich langweilig, und wir verlieren die Lust – da geht es Erwachsenen nicht anders als Kindern. Außerdem möchten wir in der Lage sein, etwas zu unternehmen, wenn Dinge nicht so laufen wie gewünscht. Beide Punkte sind auch ganz essenziell, um eine Diät durchzuhalten – oder jedes andere Projekt, das du dir vorgenommen hast.

Normalerweise verläuft die Umstellung auf eine neue Lebensweise – ob das nun die Ernährung, die Bewegung oder beides betrifft – in Phasen. Wenn wir es erst einmal geschafft haben, den wichtigen ersten Schritt zu tun, starten wir fast immer mit großer Euphorie in das Vorhaben. Doch schon nach einiger

Zeit beginnt die nächste Phase: Es stellt sich eine gewisse Routine ein. Das ist erst mal sehr gut, weil die neue Art zu essen so bereits ein Stück weit zur Selbstverständlichkeit wird. Wir gewöhnen uns an neue Abläufe, kennen schon das eine oder andere Gericht, haben neue Lebensmittel gekostet, gehen vielleicht plötzlich jeden Tag zu Fuß zur Arbeit. Wir wissen, wo wir die Zutaten für die neuen Rezepte bekommen, und haben uns eine Yogamatte zugelegt, um unsere täglichen Übungen zu machen. Die Anfangseuphorie hat sich etwas gelegt, dafür surfen wir noch eine Weile auf dem Anfangsschwung, doch auch dieser ist eines Tages aufgebraucht. Es kann nun sein, dass das Ende der Diät damit zusammenfällt, weil du nur ein paar Pfund loswerden wolltest. Dann musst du zwar nicht weiter durchhalten, stehst allerdings vor der Aufgabe, den Gewichtsverlust dauerhaft zu machen und nicht in deine alten Muster zurückzufallen – wie du hier ganz konkret gegensteuern kannst, dazu erfährst du mehr im nächsten Kapitel.

VOM TOTEN PUNKT ZUR ZWEITEN LUFT

Wenn dein Abnehmprojekt noch nicht beendet ist, gilt es jetzt, neuen Schwung zu holen und die Euphorie des Anfangs wiederzubeleben. Denn nun beginnt eine sehr gefährliche Phase, in der viele Abnehmwillige die Lust verlieren und im Anschluss das Handtuch werfen.

Dabei solltest du wissen: Diese Phase ist nicht etwa ein Zeichen von Schwäche oder Unzulänglichkeit, sondern völlig normal.

Wäre unsere Diät ein Langstreckenlauf oder gar ein Marathon, wären wir gerade am sogenannten »toten Punkt« angelangt. Das ist sportlich gesehen der Punkt, an dem die schnell verfügbare Energie aus den Muskelfasern aufgebraucht ist. Der Körper muss nun umschalten auf die Energie in Fettreserven, und alles gerät etwas ins Stottern. Die Muskeln können vorübergehend nicht genügend mit Sauerstoff versorgt werden, Stoffwechselprodukte reichern sich an, die Beine werden schwer. Manchmal scheint es, als sei Aufgeben die einzige Möglichkeit. Der Wunsch nach einer Pause wird übermächtig, und am liebsten würde der Läufer sich jetzt am Wegesrand ins Gras legen. Entscheidet sich der Sportler allerdings, trotz dieser als extrem erlebten Erschöpfung weiterzumachen, ist der tote Punkt in der Regel bald überwunden und wird abgelöst von einem Phänomen, das als »zweite Luft« bekannt ist: Plötzlich geht alles wieder ganz leicht, die Energie ist nicht nur zurück, sondern scheint plötzlich doppelt und dreifach vorhanden – und der Spaß ist auch wieder mit von der Partie.

So ähnlich ist das auch bei einer Diät oder einem Sportprogramm. Denn so wie sich der Körper eines Läufers umstellen muss, wenn die schnell verfügbaren Kohlenhydrate aus den Muskeln aufgebraucht sind, müssen sich dein Körper und deine Psyche an die neue Situation anpassen. Dieser Prozess läuft nicht durchgängig reibungslos, und dann können dich Kleinigkeiten aus der inneren Balance bringen. Die Kleinigkeiten wirken auf dich auf einmal überproportional aufgeblasen. So erscheint die momentane Schwierigkeit nicht nur wie ein temporäres Hindernis, das schon in Kürze umschifft ist – um mehr handelt es sich nämlich in den allermeisten Fällen nicht –, sondern sie sieht aus wie ein ganzes Gebirge, das dir im Weg steht. Das Ziel scheint noch lange nicht in Sicht. Das Tempo des Gewichtsverlusts, anfangs ermutigend rasch, hat sich verlangsamt. Wir sind frustriert und wollen, dass es schneller geht. Möglicherweise vermissen wir die Mittagessen mit den Kollegen, wenn wir nun einsam am Schreibtisch den Inhalt unserer Tupperdose leeren. Es stürmt und regnet vielleicht, und der Fußweg zur Arbeit ist nicht mehr so attraktiv wie noch vor ein paar Wochen. Kurz: Gründe für Ermüdungserscheinungen kann es viele geben. Und es ist menschlich und nachvollziehbar, jetzt aufzugeben.

Aber: In diesem Moment trotzdem weiterzumachen lohnt sich!

Denn auch bei Diäten – und allen anderen Projekten – gibt es nach dem schnell vorübergehenden »toten Punkt« die »zweite Luft«. Den Moment, an dem auf einmal alles wieder ganz geschmeidig läuft und Spaß macht und von dem an du locker durchhältst, bis du dein Ziel erreicht hast.

Die Frage ist nur: Wie schaffen wir den Übergang?

Profisportler rechnen mit dem toten Punkt und lernen im Training, wie sie den Durchhängerpunkt überwinden: Das Gegenmittel ist, deutlich an Tempo und Anstrengung rauszunehmen. Langsamer zu laufen. Eventuell viel langsamer. Oder sogar mal ein Stückchen zu gehen. Sich vielleicht von anderen ein bisschen stützen zu lassen, wenn es nicht anders geht. Sich selbst gut zuzureden. Auf die Unterstützer am Wegesrand zu hören, die unermüdlich in die Hände klatschen und »Du schaffst das!« brüllen. Nur eben: auf keinen Fall aufzuhören, weil der Körper dann auch aufhört, sich an die Situation anzupassen. Danach noch mal einzusteigen ist zwar nicht unmöglich, aber viel schwieriger, als auf kleiner Flamme weiterzumachen.

So ähnlich ist das auch beim Abnehmen: Es gibt viele Strategien, die dir über deinen Tiefpunkt hinweghelfen können – oder die dafür sorgen, dass es gar nicht erst zu einem Tiefpunkt kommt, weil du sie vorbeugend verfolgen kannst. Genau das ist mit Engagement gemeint. Einiges kennst du bereits. Die wichtigste Kraft, die dir über Motivationslücken hinweg eine Brücke baut, ist dabei der Sinn, den du in deinem Abnehmprojekt findest, dass du also eine – für dich persönlich – tragfähige Antwort auf die »Warum?«-Frage hast. Denn nur, wenn hinter deinem Vorhaben für dich ein profunder Sinn steckt, ergibt es für dich auch Sinn, weiterzumachen. Lies also gerne noch einmal Kapitel fünf und klopfe deine Motivation auf ihre Tragfähigkeit ab. Was du sonst noch tun kannst, liest du jetzt.

SELBSTVERTRAUEN ON DEMAND

Steht deine Motivation, ist das schon mal die halbe Miete. Dann hast du eine Antwort parat, wenn dich dein innerer Schweinehund säuselnd fragt: »Hey, was soll's? Warum nicht einfach aufhören mit dem ganzen Heckmeck?«

Was du aber außerdem brauchst, um dem Schweinehund Paroli zu bieten, ist genügend Selbstvertrauen. Selbstvertrauen, das dich mit der Zuversicht ausstattet, dein Vorhaben grundsätzlich gut bewältigen und dein Ziel erreichen zu können. Auch bei Durchhängern. Denn wenn du an einem Tiefpunkt bist und dir ständig in Gedanken sagst: »Ich schaff es nicht!« oder »Das ist viel zu anstrengend!«, kann dich das extrem schwächen. In deinem Kopfkino werden dann statt motivierender Erfolgsfilm-Sequenzen nonstop Szenarien gespielt, die dich dabei zeigen, wie du die Segel streichst. Ruf dir noch mal in Erinnerung: Das, was du denkst, hat unmittelbar Einfluss auf deinen Körper – das hast du ja schon in Kapitel eins gesehen.

Wenn der Sinn der Grund ist, auf dem dein Abnehmvorhaben wurzelt, dann ist das Selbstvertrauen die Energie – die Sonne, das Wasser, die Nährstoffe in der Erde –, die diese »Pflanze« benötigt, damit sie Früchte tragen, will sagen: Erfolg haben kann. Je weiter du in deiner Ernährungsumstellung, deiner Diät und/oder deinem Sportprogramm voranschreitest und je mehr du den Erfolg am eigenen Leib spürst und siehst, umso größer kann dabei auch dein Selbstvertrauen werden. Darum sind auch die W.U.N.D.E.R.-Ziele so wichtig: Mit jeder bewältigten Etappe machst du dir das bewusst, was du bisher bewältigt hast, und kannst eine Feder mehr an deinen imaginären Hut stecken. Mit jedem erreichten Zwischenziel stärkst du so dein Selbstvertrauen.

Aber manchmal kann es eben sein, dass du noch ein bisschen Extra-Rückenwind benötigst. Eben dann, wenn du auf Hindernisse stößt oder einen Durchhänger hast oder einen Rückschlag erleidest, weil du zum Beispiel statt abzunehmen zwischenzeitlich zugenommen hast. Oder wenn du eben noch nicht auf Abnehmerfolge zurückblicken kannst, weil du noch nicht am ersten Etappenziel angelangt bist. Hier ist es gut, wenn du deine ganz persönliche Selbstvertrauensquelle anzapfen kannst, die nichts mit der Diät zu tun hat, sondern sich daraus speist, dass du tief in dir weißt: Du kannst Dinge durchhalten, auch wenn es einmal schwieriger wird.

Woher das Selbstvertrauen stammt, ist dabei nicht für jeden gleich, unterschiedliche Menschen ziehen es aus unterschiedlichen Quellen. Ich möchte dir nun helfen, deine persönliche Ressource für Durchhaltepower zu finden, die dir natürlich nicht nur bei Diäten helfen kann, sondern auch bei jedem anderen Projekt, das du dir vorgenommen hast. Sie gibt dir ein profundes Gefühl von »Yes, I can!«.

DEINE PERSÖNLICHE KRAFTQUELLE
Zieh dich für die Übung mit deinem Notizbuch an einen ruhigen Ort zurück und nimm dir ausreichend Zeit. Für die Beantwortung der Fragen brauchst du mindestens zwanzig Minuten. Zur Übung gehört im letzten Punkt auch eine kurze Meditation als Skript, für das du noch einmal mit dem gleichen Zeitaufwand rechnen solltest.
Doch los geht's!
Frage dich zunächst:

1. Was kann ich gut, was ist mein besonderes Talent, meine Gabe?
Wenn du darüber nachdenkst, behalte bitte im Hinterkopf: Dass du ein besonderes Talent hast, bedeutet natürlich nicht, dass es nicht noch mehr Menschen geben kann, die das gleiche

oder ein ähnliches Talent haben wie du. Es geht hier nicht darum, dich mit anderen zu vergleichen. Die einzige Person, die sich hier vergleicht, bist du mit dir selbst. Mein Talent ist zum Beispiel, Menschen zum Staunen zu bringen – auch wenn es natürlich noch viele andere Leute gibt, die so etwas können. Das ist aber unerheblich, denn niemand macht es ganz genau so wie ich. Dein Talent kann natürlich etwas völlig anderes sein. Ein sportliches Talent. Das Talent, auch die kniffligsten Projekte zu organisieren. Ein Talent, Menschen zusammenzubringen. Das Talent, Musik zu komponieren. Ein Instrument virtuos zu spielen. Geschichten zu erfinden. Oft ist unser hervortretendes Talent auch etwas, was wir nicht nur gut können, sondern es hat auch mit etwas zu tun, was wir sehr gerne tun – grundsätzlich und meistens zumindest. Fallen dir mehrere hervorstechende Talente von dir ein, wähle das, was dir das beste Gefühl gibt. Nun kommen wir zur zweiten Frage, die du dir stellst:

2. Wann habe ich dieses Talent zuletzt so richtig zum Einsatz gebracht und gedacht: Wow, das war/ist jetzt wirklich gut?
Das muss nicht unbedingt die jüngste Gelegenheit sein, bei der dein besonderes Können zum Einsatz kam. Nimm dir Zeit, die Situation zu finden, bei der du wirklich gedacht hast: Das hier ist so richtig gelungen, das hab ich gut gemacht! Ob du einen tollen Text geschrieben, ein klasse Bild gemalt, eine sportliche Übung hinbekommen oder einen Streit geschlichtet hast – völlig egal. Wichtig ist, wie du dich dabei gefühlt hast. Dann frage dich:

3. Was ist das Besondere in so einem Moment, was gibt mir das gute Gefühl?
Hier gibt es verschiedene Möglichkeiten.
Vielleicht ziehst du das gute Gefühl aus einem Flow, einer scheinbaren Mühelosigkeit, einem »Es läuft!«. Ist das der Fall, werte dein Können bitte nun nicht ab im Sinne von: »Aber das

fliegt mir doch zu, dafür muss ich mich nicht anstrengen.« Fühlt sich etwas für dich *heute* völlig mühelos an, bedeutet das in der Regel, dass du irgendwann einmal sehr viel Mühe und Zeit hineingesteckt hast. Etwa, um ein Instrument zu lernen und zu üben, um deine Maltechniken zu verfeinern, um sportlich zu trainieren und so weiter. Dann ist jetzt der Zeitpunkt, dich genau daran zu erinnern und dir für deinen Einsatz auf die Schulter zu klopfen. Denn auch wenn du bereits eine Begabung mitbringst: Gut wirst du in etwas nur, wenn du Zeit und Mühe hineinsteckst. Und das hast du geleistet, das hast du hinbekommen. Du hast dein Talent ausgebaut. Dein Talent ist kondensiertes Durchhalten!

Verstehe mich jetzt bitte nicht falsch: Das, was du gut kannst, *muss* sich nicht unbedingt mühelos anfühlen. Viele berühmte Schriftsteller sagen zum Beispiel, dass das Schreiben an sich meistens ein quälender Prozess ist – und trotzdem machen sie weiter, weil sie wissen oder hoffen, dass am Ende wahrscheinlich etwas Gutes dabei herauskommt – und genau das gibt ihnen dann ein großartiges Gefühl, wenn sie es geschafft haben. Das gute Gefühl kann also auch damit zu tun haben, dass du etwas Besonderes schaffst, obwohl das vielleicht auf den ersten Blick gar nicht so leicht ist. Aber trotzdem gelingt es dir, etwas Gutes daraus zu machen. Wenn du aus dem Nichts einen Familienausflug organisierst, bei dem die Interessen aller Familienmitglieder berücksichtigt werden, auch wenn dir das erst mal den letzten Nerv raubt. Oder du auf einer leeren Leinwand ein tolles Gemälde zauberst, obwohl du zwischendurch denkst: Das wird nie was. Wenn du mit wenig Geld eine Wohnung total geschmackvoll einrichtest und dekorierst, weil du dranbleibst und Flohmärkte durchforstest. All das bedeutet: Du kannst etwas Besonderes und bringst das vor allem auch zum Einsatz.

Wenn du es identifiziert hast, gehe nun einmal ganz bewusst in das gute Gefühl hinein, das dir dein besonderes Talent vermitteln kann. Spüre es, so gut du kannst.

Jetzt frage dich:

4. Was wäre für mich ein Symbol oder Bild, das mein besonderes Talent zum Ausdruck bringt?

Das Bild für mich wäre zum Beispiel eine Bühne, denn von dort aus bringe ich häufig Menschen zum Staunen. Wenn du gut organisieren kannst, könnte dein Symbol ein Taschenkalender sein, ein Telefon oder vielleicht auch etwas Abstrakteres wie zum Beispiel ein Zauberstab. Du kannst dir auch einfach ein Symbol ausdenken, das dir gefällt. Eine Blume. Eine geometrische Form. Ein Tier.

Zeichne dein persönliches Symbol in dein Notizbuch.

Und nun verknüpfen wir dieses Symbol gedanklich mit deinem Talent.

5. Meditation: Das Symbol mit deinem Talent verbinden.

Überprüfe noch einmal, ob du wirklich bequem sitzt oder liegst. Dein Bauch und deine inneren Organe dürfen nicht eingequetscht werden, und du solltest gut in den Bauch atmen können.

Setze oder lege dich bequem hin.

Schließe deine Augen.

Konzentriere dich auf deine Atemzüge.

Atme ein.

Und aus.

Ein.

Und wieder aus.

Stelle dir vor, dein Körper ist ein Gefäß.

Dein Atem fließt in dich hinein.

Sammelt sich im unteren Teil des Gefäßes.

Deine Bauchdecke hebt sich,

während dein Atem weiter fließt,

auch den mittleren Teil des Gefäßes füllt
und schließlich den Bereich ganz oben, deinen Brustkorb.
Lasse die Luft nun wieder herausfließen.
Erst aus dem oberen Teil des Gefäßes.
Dann aus dem mittleren.
Schließlich aus dem unteren.
Bis das Gefäß ganz leer ist.
Atme auf diese Weise noch einmal ganz tief ein.
Ein.
Ein.
Und aus.
Aus.
Aus.
Beim nächsten Atemzug gehe gedanklich in das wunderbare Gefühl
hinein, das dir dein Talent gibt.
Spüre es, wo auch immer es in deinem Körper spürbar ist.
Hinter dem Solarplexus.
In der Herzgegend.
Im Bauch.
Im Kopf.
Mit jedem Atemzug breitet es sich nun weiter in deinem Körper aus.
Vom Rumpf in deine Arme und deine Fingerspitzen.
Deine Beine bis in deine Zehen.
Bis es deinen ganzen Körper erfüllt.
Und du es mit jeder Faser deines Körpers spürst.
Rufe dir jetzt das Bild in Erinnerung, das von nun an dein Talent
symbolisieren soll.
Lass das gute Gefühl mit deinem Atem durch das Symbol strömen.
Vielleicht beginnt es durch die Energie deines guten Gefühls zu strahlen.
Vielleicht vibriert es in der Schwingung deines guten Gefühls.
Das gute Gefühl verbindet sich dabei untrennbar mit deinem Symbol.
Wann immer du in Zukunft Kraft, Energie und Durchhaltevermögen
brauchst, genügt ein Blick auf dein Symbol

und du wirst deine Kraft spüren
und das gute Gefühl.
Nun konzentriere dich wieder auf deinen Atem.
Atme tief in den Bauch ein.
Ein.
Ein.
Und wieder aus.
Aus.
Aus.
Richte langsam deine Aufmerksamkeit wieder nach außen.
Spüre, wie du von frischer Kraft durchströmt wirst.
Schlage die Augen auf.

Je häufiger du diese Meditation machst, desto stärker wirst du den Effekt spüren. Du verknüpfst das Symbol und dein Talent fest miteinander und erinnerst dich zudem jedes Mal daran, was du kannst. Das stärkt dein Selbstvertrauen.

Du kannst auch dein Symbol aufzeichnen oder ein passendes Bild aus einer Zeitung ausschneiden und auf ein Blatt Papier kleben, das du irgendwohin hängst oder stellst, wo du es häufig siehst, zum Beispiel über deinen Schreibtisch oder auf deinen Nachttisch – vielleicht zu dem Symbol, das für deinen schlanken zukünftigen Körper und das damit verbundene Gefühl steht und das du in der Übung »Der Schmetterling im Kokon« entwickelt hast. Zusammen entfalten die Symbole eine noch stärkere zielgerichtete Kraft, weil du dein Unterbewusstsein daran erinnerst, wozu dein Selbstvertrauen benötigt wird.

Wenn du irgendwann auf eine Blockade in deiner Diät stößt und vielleicht so gar keine Lust mehr hast, kannst du dich mithilfe deines Selbstvertrauen-Symbols sofort daran erinnern, dass du *kannst*, was du dir vorgenommen hast. Dass du stark bist. Das führt automatisch dazu, dass du auf dich selbst vertraust. Genau das ist die mentale Power, die dich über das Hindernis bringt.

DAS GEHEIMNIS DER PING- UND DER PONG-MOMENTE: WELCHE ART ÄUßERER UNTERSTÜTZUNG WIRKLICH WAS BRINGT

Triffst du auf jemanden, der momentan etwas Vergleichbares erlebt oder durchmacht wie du selbst – oder der schon mal etwas Ähnliches erlebt oder durchgemacht hat –, gibt es oft einen sogenannten *Ping*-Moment: Du und dein Gegenüber habt eine gemeinsame Bezugsebene. Sobald es *pingt*, hast du das Gefühl: Er oder sie versteht mich!

Triffst du auf jemanden, der das, was für dich gerade ganz aktuell ist, nicht nur bereits erlebt, sondern auch schon einmal konstruktiv gelöst oder erfolgreich hinter sich gebracht hat, gibt es neben dem *Ping*-Moment außerdem einen *Pong*-Moment: Das heißt, diese Person kann dir nicht nur Verständnis entgegenbringen, sondern dir auch hilfreiche Tipps geben, wie du typische Probleme lösen oder dein Projekt erfolgreich zu Ende bringen kannst. In Sachen Diät wäre das also zum Beispiel jemand, der erfolgreich eine Diät absolviert und anschließend sein Gewicht gehalten hat.

Viele Abnehmwillige empfinden es als sehr angenehm, Unterstützung durch andere Menschen zu haben. Sie suchen sich darum ein Abnehmprogramm, bei dem es auch Gruppentreffen oder zumindest Online-Gruppen gibt, in denen man sich unter Gleichgesinnten austauschen kann. Mit anderen Worten: mit Menschen, mit denen man *pingt*. Oder sie beginnen eine Diät zeitgleich zusammen mit einem Freund oder einer Freundin. Der Gedanke dahinter ist es, sich gegenseitig anzufeuern. Und bei Durchhängern gibt es dann gleich mindestens eine Person oder gleich eine ganze Community, die dich auffangen und im Idealfall wieder pushen kann.

Grundsätzlich ist das eine tolle Idee und zeugt von Engagement. Außerdem gilt: Positive Emotionen im sozialen Umgang mit anderen Menschen stimulieren auch den Vagusnerv und tragen entscheidend nicht nur zu psychischer, sondern auch zu physischer Gesundheit bei, das haben Studien gezeigt. Warum und wie der Vagusnerv dich sehr gut beim Abnehmen unterstützt, hast du bereits in Kapitel vier gelesen.

Trotzdem kann diese Strategie auch nach hinten losgehen: Wenn du nämlich nur Leute um dich herum hast, die sich in Sachen Abnehmen sämtlich auf einem vergleichbaren Level wie du bewegen, bekommst du zwar jede Menge *Ping*-Momente, aber es fehlt möglicherweise eklatant an *Pong*-Momenten. Wenn du nämlich aktuell mit einem Durchhänger zu kämpfen hast, besteht die Gefahr, dass die anderen gerade eine ähnliche Phase durchmachen, weil sie gemeinsam mit dir ihren Weg begonnen haben. Möglicherweise sind die anderen also derzeit ebenfalls mutlos und stehen nah vor dem Aufgeben. Wer nun aber selbst zu kämpfen hat, wird dich eher nicht aufrichten können. Wenn es ganz doof läuft, bestärkt ihr euch in eurer Mutlosigkeit und beschließt vielleicht sogar gemeinsam, die Diät einfach Diät sein zu lassen.

Du solltest also unbedingt darauf achten, *neben* gleichgesinnten Menschen, die dir *Pings* geben, auch mindestens eine Person um dich herum zu haben, die bei ihrem Vorhaben zumindest schon weiter gekommen ist als du und dir darum auch *Pongs* vermitteln kann. Sportler machen das ebenfalls so. Zwar trainieren sie auch mit anderen auf ihrem eigenen Niveau, aber zum Beispiel sehen Tennis- oder Volleyballspieler außerdem zu, dass sie regelmäßig auch Gegner haben, die mindestens ein bisschen besser sind als sie. Läufer suchen sich Trainingspartner, die ein wenig schneller laufen als sie, und wer eine Kampfkunst übt, profitiert ebenfalls enorm von Übungspartnern, die in der Gürtelhierarchie bereits weiter gekommen sind.

Überleg doch einmal, wer in deinem Freundes-, Familien- oder Bekanntenkreis bereits erfolgreich seine Ernährung dauerhaft umgestellt hat? Vielleicht hat er oder sie ja Lust, dein Mentor oder deine Mentorin zu sein? Alternativ kannst du natürlich auch einen professionellen Ernährungs- oder Sportcoach engagieren oder dir eine Abnehmgruppe suchen, die von Menschen geleitet wird, die das Programm bereits erfolgreich absolviert haben.

Du kannst dir aber auch ein Vorbild suchen, das du gar nicht persönlich kennst, und es zu deinem inneren Abnehmcoach machen. Und das geht so:

DEIN INNERER COACH

Prominente gehen oft mit ihren Abnehmgeschichten an die Öffentlichkeit oder erklären in Interviews ausführlich, warum sie makrobiotischer Küche, veganem Essen oder Intervallfasten den Vorzug geben. Einige geben sogar Kochbücher heraus. Wie wäre es, wenn du dir einen oder eine von ihnen aussuchst und sie oder ihn zu deinem inneren Ratgeber machst? In diesem Fall solltest du zunächst ein bisschen recherchieren und so viel wie möglich über die betreffende Person herauszubekommen versuchen: Wie hat sie abgenommen? Wie sind ihre Sportgewohnheiten? Vielleicht betreibt sie ja auch einen Kanal in den sozialen Medien? Je mehr du weißt, umso besser kannst du der Person in Gedanken die Frage stellen: Was würdest du in dieser oder jener Situation an meiner Stelle tun?

Es gibt auch eine sehr schöne Partnerübung, die das Vertrauen in den eingeschlagenen Weg stärkt, es dich körperlich fühlen lässt und dich so auch für vorübergehende Schwierigkeiten wappnet. Ich nenne es den »Hinnahme-Test«. Wichtig: Er ist nicht zu verwechseln mit der bekannten Übung, bei der du dich nach hinten fallen lässt, im Vertrauen, dass dein Übungspartner dich auffängt.

LASS DICH IN SICHERHEIT WIEGEN

Im Hinnahme-Test repräsentiert dein Partner den mit deinem Vorhaben verbundenen Weg, der mal glatt dahinläuft oder auch mal ein bisschen holprig sein kann, aber nie abreißt. Wenn du nur unbeirrt diesem Weg folgst – also dem Plan, den du dir selbst gewählt und in W.U.N.D.E.R.-Ziele unterteilt hast –, wirst du auf jeden Fall früher oder später an deinem Ziel ankommen. Zu Beginn stellst du dich vor deine Übungspartnerin oder deinen Übungspartner und schließt die Augen. Dein Gegenüber beginnt nun, dich zu bewegen, ohne dass du umfällst. Er oder sie gibt die Richtung vor, aber stützt dich auch, bewegt dich leicht nach vorne, nach hinten, mal nach rechts, mal nach links. Deine Aufgabe ist es, alles geschehen zu lassen. Zu vertrauen, dass dein Partner dich festhält. Dieses Vorgeben der Richtung beim gleichzeitigen Stützen ist dein Weg hin zu deinem Wunschgewicht, deine Diät. Das, was dich nach rechts, nach links, nach vorne, nach hinten bewegt. Wenn du das Vertrauen findest, dich dem hinzugeben und den Weg einfach mitzugehen, kannst du nicht scheitern.

ERZÄHLE ANDEREN VON DEINEM VORHABEN – UND SCHLIESSE EINEN VERTRAG MIT DIR SELBST

Um dich von vornherein davor zu schützen, irgendwann der Versuchung des Handtuchwerfens zu erliegen, kann es eine gute Idee sein, deiner Familie und Freunden von deiner Diät zu erzählen oder dein Fernziel vielleicht in den sozialen Medien zu verkünden. Du kannst dabei ruhig ins Detail gehen: Bis wann willst du wie viel abgenommen haben? Und dann kannst du zum Beispiel deine Zwischenergebnisse berichten, wenn du am nächsten Etappenziel angekommen bist.

Das Geheimnis dahinter: Immer wenn wir anderen von unserem Vorhaben erzählen, handeln wir im Anschluss konsequenter. Wir fühlen uns beobachtet, weil uns ja klar ist, dass die anderen wissen, was wir gerade für ein Projekt verfolgen. Jederzeit könnten Nachfragen kommen, auf diese Weise entsteht ein positiver Druck.

Eine weitere Möglichkeit ist der Vertrag mit uns selbst. Dazu setzt du ein echtes Schriftstück auf – zum Beispiel in deinem Notizbuch –, in dem du die Eckdaten deines Vorhabens festhältst. Also zum Beispiel, bis wann du wie viele Kilos abgenommen haben wirst. Du kannst darin deine Vorgehensweise spezifizieren, indem du erklärst, welche Methode oder Methoden du zur Gewichtsreduktion gewählt hast – also welche Diät oder welches Sportprogramm. Du kannst dich selbst verpflichten, diese Methode(n) gewissenhaft zu befolgen. Und alles, was du zu dir nimmst, langsam und mit Genuss zu essen. Nur zu essen, wenn du wirklich Hunger hast. Jeden Tag eine Übung aus diesem Buch zu machen. Und so weiter. Was auch immer dir zuträglich fürs Erreichen deines Ziels erscheint, darfst du hier aufnehmen. Schlau ist es, in den Vertrag zu integrieren, dass du, solltest du auf Schwierigkeiten stoßen, gewissenhaft prüfst, ob es vielleicht andere, besser geeignete Methoden – sprich: andere Diäten und Sportprogramme – gibt, die dich besser an dein Ziel bringen können.

Über deinen Aufschrieb setzt du das aktuelle Datum und darunter deine Unterschrift.

Selbstverständlich ist weder eine Veröffentlichung deiner Ziele in den sozialen Medien noch ein Vertrag mit dir selbst rechtlich bindend. Es ist wichtig, auch diese kleinen Selbstmotivations-Maßnahmen aus einem spielerischen Blickwinkel zu betrachten, damit du nicht plötzlich in ein unangenehmes »Ich muss«-Gefühl hineinrutschst, das deine Motivation beschädigt. Nein, du behältst natürlich dennoch immer das Zepter in der Hand. Du hast immer die Möglichkeit, deine Ziele anzupassen, deine Methoden zu ändern und neue Dinge auszuprobieren oder auch, das Ganze komplett abzublasen. Das kannst du dir als letzte Option offenhalten. Denn vorher gibt es noch einiges, was du tun kannst.

VIELE WEGE FÜHREN ANS ABNEHMZIEL – NEUES PROBIEREN IST ABSOLUT ERLAUBT

Nicht erst, wenn dich deine gewählte Abnehmstrategie an einen Tiefpunkt geführt hat, lohnt es sich, immer mal wieder die Eckdaten abzuklopfen: Stimmen deine W.U.N.D.E.R.-Etappenziele für dich noch? Oder hast du dir eventuell zu viel auf einmal vorgenommen? Ist die Diät zu kompliziert und schlecht umsetzbar? Schmeckt es dir nicht? Ist dir vielleicht langweilig? Oft ist es ratsam, hier jeden Punkt einzeln anzuschauen und gegebenenfalls nachzujustieren, Ziele anzupassen – oder – auch das ist möglich – die Diät oder Ernährungsweise zu wechseln. Denk dran: Wenn du dein Vorhaben als Spiel betrachtest, steht es dir frei, etwas anderes auszuprobieren und die Regeln so zu verändern, dass du damit klarkommst. So, wie viele Wege sprichwörtlich nach Rom führen, führen auch viele Diäten ans selbe Abnehmziel. Nur, weil eine Diät für dich nicht (mehr) passt, musst du das Erreichen deines Fernziels noch lange nicht aufgeben.

Also: Setz deine »Superheldenmaske« aus Kapitel drei auf und erlaube dir weiterhin, neugierig zu sein und zu spielen. Mach es wie die Läufer: Nimm den Druck raus. Mach langsam. Schau dich um, was es noch an Möglichkeiten gibt. Vielleicht muss es auch gar keine »richtige« Diät mit festen Essensplänen und Mengenangaben sein. Vielleicht passt es besser zu dir, dich für eine »schlanke« Küche zu entscheiden und zum Beispiel Rezepte aus einem Thai- oder Ayurveda-Kochbuch auszuprobieren und parallel dazu dein Bewegungspensum aufzustocken, indem du mit einer neuen Sportart anfängst, ob das nun Rudern, Boxen, Pilates oder Zirkeltraining ist. Vielleicht wäre ein Kochkurs statt einer Diät für dich der bessere Weg. Als meine Frau abnehmen wollte, hat sie sich auch erst mal umfassend informiert – und ist schließlich beim intuitiven Essen gelandet, bei dem grundsätzlich alles zu essen erlaubt ist. Dabei wird aber nach und nach die innere und äußere Wahrnehmung geschärft – etwa so, wie wir es in »Dein intuitiver Vorratsschrank« geübt haben –, um schließlich intuitiv nach genau dem greifen zu können, was einem gerade in diesem Moment maximal guttut – und was obendrein dauerhaft schlank macht. Ihr Engagement führte nicht nur dazu, dass sie abgenommen hat, es mündete in Begeisterung, und nun hat sie sich zur Ernährungsberaterin ausgebildet und hat plötzlich sogar einen neuen Beruf.

Sobald du einige neue Optionen ins Auge gefasst hast, kannst du dich auch wieder in den »Korridor der Möglichkeiten« begeben (Kapitel sechs) und schauen, welche der Variablen dein Unterbewusstsein auswählt. Oder befrage deinen »Inneren Coach«.

STRESS LASS NACH – IMMER GANZ ENTSPANNT BLEIBEN

Zum Engagement bei einer Diät gehört es auch, aktiv für Entspannung zu sorgen. Nichts gefährdet das Durchhalten stärker als ständiger Stress. Weil unser Körper Stress als bedrohliche Fight-or-Flight-Situation interpretiert, in der also Flucht oder Kampf ansteht, bereitet er uns mit der Ausschüttung von Stresshormonen auf die erwartete körperliche Aktivität vor. Dazu gehört neben Adrenalin und Noradrenalin auch Cortisol. Das ist jetzt mit dafür zuständig, schnelle Energie bereitzustellen und diese in die Muskeln zu schicken. Ein Nebeneffekt dessen ist, dass wir nahezu unbezähmbaren Appetit auf schnell verfügbare Kohlenhydrate bekommen: Süßes und Knabberzeug zum Beispiel. Eine Banane oder ein paar Weintrauben würden es wahrscheinlich auch tun, aber die haben wir vielleicht nicht immer zur Hand – Schokoriegel sind in solchen Fällen nun mal sehr praktisch. Hinzu kommt, dass das Gehirn unter Stress etwa zwölf Prozent mehr Energie verbraucht. Da der primäre Treibstoff unserer grauen Zellen Glukose ist, trägt also auch das Gehirn zum Kohlenhydrat-Heißhunger bei. Durch schnell verfügbare Kohlenhydrate steigt der Blutzuckerspiegel sehr schnell an – und in der Folge ebenso rasch der Spiegel des Insulins aus der Bauchspeicheldrüse, das die Zellen für die Glukose aufschließt. Der Blutzuckerspiegel fällt im Anschluss genauso rasant, wie er angestiegen ist. Ergebnis: noch mehr Lust auf Süßes.

Diesen bei einer Diät und auch aus gesundheitlicher Sicht äußerst ungünstigen Kreislauf kann zum Beispiel Bewegung durchbrechen – so, wie Stresssituationen ja auch ursprünglich aufgelöst wurden, nämlich mit Kampf oder – häufiger – Flucht. Auch darum ist es eine sehr gute Idee, mehr Bewegung in den Alltag einzubauen. Kleine Einheiten reichen schon, um die körperinternen Botenstoffe in Balance zu bringen. Inzwischen gibt es etliche Fünf- bis Zehn-Minuten-Work-outs, die zum Beispiel online abrufbar sind und die wirklich in jeden Tagesablauf passen.

Auf der anderen Seite ist es empfehlenswert, den Stress erst gar nicht aufkommen zu lassen. Das kannst du zum Beispiel mit den verschiedenen Tricks zur Aktivierung des Vagusnervs tun, die ich dir in Kapitel vier vorgestellt habe. Möglich sind natürlich auch klassische Entspannungsstrategien wie etwa autogenes Training oder progressive Muskelentspannung. Falls du mehr zum Thema Entspannung wissen willst: In meinem Buch »Entspannt schaffst du alles!« stelle ich dir jede Menge erprobte Anti-Stress-Methoden vor, die du mit Spaß problemlos in dein Leben integrieren kannst.

WOOP, WOOP: KNIFFLIGE SITUATIONEN IM VORFELD ENTSCHÄRFEN

Es gibt Gelegenheiten, bei denen man bereits vorher weiß, dass es schwierig werden kann, seinen Diätplan oder das Sportprogramm durchzuziehen. Wenn die beste Freundin heiratet, man sich mit Freunden zum Essen trifft, man im Urlaub ist oder wenn der Kollege zum Geburtstag Kuchen mit ins Büro bringt. Es ist gut, auf solche Situationen vorbereitet zu sein.

Die Psychologin Gabriele Oettingen und der Motivationswissenschaftler Peter M. Gollwitzer haben zu solchen Zwecken ihre WOOP-Visualisierung entwickelt. WOOP ist, wie die W.U.N.D.E.R.-Ziele, ein Akronym, die Anfangsbuchstaben stehen in diesem Fall für Wish (Wunsch), Outcome (Ergebnis), Obstacle (Hindernis) und P (Plan). Bei einer Diät sind die Punkte Wunsch und Ergebnis bereits klar: Du willst abnehmen und möchtest nicht, dass dir dabei etwas in die Quere kommt, das deinen Erfolg zunichtemacht. Das Hindernis ist die Situation, die es zu entschärfen gilt, und der Plan dient als Anleitung, wie du, sobald das Problem sich zeigt, es erfolgreich bewältigst.

Für die eigentliche Visualisierung brauchst du dein Notizbuch und einen Stift. Sie geht so:

1. Du vergegenwärtigst dir das Erreichen deines Ziels

Das heißt nichts anderes, als dass du dich entspannst, dich in dein Mohrrüben-Kino setzt und dir noch mal deinen Erfolgs-Teaser anschaust. Mit anderen Worten: Du rufst dir plastisch vor die inneren Sinne, warum du dich für deine Diät entschieden hast, und aktivierst die Erinnerung daran, was du mit deinem Tun eigentlich bezweckst – so stärkst du deinen Willen, jedes Problem zu überwinden. (In der WOOP-Visualisierung sind das die Punkte W und O).

2. Du stellst dir die potenzielle Problemsituation vor

Du hast sicher schon mal gelesen oder gehört, dass du dein Unterbewusstsein auf keinen Fall mit etwas füttern sollst, das du nicht haben willst. Das ist auch grundsätzlich richtig. Allerdings sind die »Probleme«, um die es uns hier geht – Verwandtschaftstreffen, Freundesbesuche, Urlaub, Party, die Chefin lädt dich zum Essen ein und so weiter –, ja im Grunde keine negativen und zudem ziemlich erwartbare alltägliche Situationen, die früher oder später in der einen oder anderen Form eintreffen werden. Ganz egal, ob du an sie denkst oder nicht. Außerdem geht es in der WOOP-Visualisierung darum, *einmal* an eine problematische Situation zu denken, sie vorab zu lösen, um in Zukunft eben keinen Gedanken mehr daran verschwenden zu müssen (Punkt O).

3. Du überlegst und stellst dir vor, wie du die Situation meistern kannst

Anschließend schreibst du auf, was du tun kannst. Du entwirfst also eine Art Notfallplan. Dabei kannst du ruhig mehrere Optionen notieren: *Wenn* ich auf Tante Marlenes sechzigstem Geburtstag bin, *dann* setze ich mir meine »Superheldenmaske« auf und wähle am Buffet nur schlanke Gerichte. Oder: Wenn ich auf Tante Marlenes sechzigstem Geburtstag bin, mache ich bewusst einen Tag Diätpause. Oder: *Wenn* ich mit meinen Freunden wieder im »Napoli« essen gehe, *dann* bestelle ich eine Minestrone, einen Insalata mista und Mineralwasser. Oder: *Wenn* wir in Urlaub fahren, *dann* esse ich jeden zweiten Tag ab 17 Uhr nichts mehr, aber sonst ganz normal mit der Familie (Punkt P).

Das klingt jetzt vielleicht banal, ist aber sehr effektiv. Denn sobald das Problem auftaucht, bist du sofort gerüstet. Du denkst nicht mehr »Mist, was mach ich denn jetzt bloß?«, sondern kannst ohne Umschweife auf deinen Plan zugreifen. Das macht einen enormen Unterschied. Außerdem trainierst du dein Gehirn, in Lösungen zu denken, und stärkst dein Selbstvertrauen, weil du weißt: Egal, was kommt, ich kriege das hin.

WELCH EIN SEGEN

Ich hatte dir ja schon erzählt, dass ich vor einiger Zeit ein Buch über Wunder geschrieben habe. Dafür habe ich mich auch mit den wissenschaftlichen Grundlagen von Magie befasst und bin dabei auf einige sehr spannende Untersuchungen gestoßen, bei denen die messbaren Effekte von Segnungen beleuchtet wurden. Das Ergebnis dieser Untersuchungen war: Segnungen funktionieren tatsächlich, sogar, wenn sie von »Laien« durchgeführt wurden, also nicht von Mönchen oder Meditationsprofis, sondern von ganz normalen Leuten. So konnte gesegnete Schokolade signifikant stärker die Stimmung von Probanden verbessern als ungesegnete Schokolade in der Kontrollgruppe.[10] Dabei wurde ein reiner Placeboeffekt sorgfältig ausgeschlossen. So eine Segnung einmal auszuprobieren ist ein großer Spaß und kann den Genuss deiner Diätmahlzeiten stark vergrößern. Zu segnen geht kinderleicht. Du brauchst dich lediglich zunächst in Entspannung zu versetzen, zum Beispiel mit der 4-7-8-Atmung aus Kapitel vier. Dann sprichst du deine Segnung. Sie könnte beispielsweise lauten: *Wer diesen Salat isst, wird schön und schlank und in Kürze großes Glück erfahren!* Du kannst auf diese Weise mit vielen kleinen »Zaubersprüchen« experimentieren. Lass dich vom Resultat überraschen. Denn, glaube mir: Es funktioniert!

9

PFEILER FÜNF: DEN ERFOLG SICHERN ODER: WIE DU AUCH NACH DER UMSTELLUNG DEINER LEBENSWEISE DEIN WUNSCHGEWICHT BEHÄLTST UND NICHT IN ALTE MUSTER ZURÜCKFÄLLST

> *Träume, so weit du siehst. Und wenn du dort angekommen bist,*
> *kannst du weitersehen.*
>
> Zig Ziglar

Herzlichen Glückwunsch, du hast es geschafft: Du hast gemeistert, was du dir vorgenommen hast! Du darfst und solltest dir nun unbedingt auf die Schulter klopfen und deinen Erfolg feiern. Du hast dir selbst bewiesen, dass du einen Weg, den zu gehen du dir vornimmst, auch gehen kannst.

Die nächste Herausforderung ist es jetzt, deinen Erfolg dauerhaft zu machen.

ENGAGIERT ZU BLEIBEN IST DAS A UND O

Die Notwendigkeit, sich zu engagieren, ist direkt nach dem Ende der Diät damit sogar noch größer als währenddessen. Denn jetzt hast du keinen fixen Plan mehr, an dem du dich tagtäglich orientieren kannst und der dir in gewissem Maße das Selberdenken und Organisieren abnimmt. Außerdem ist dir mit dem Erreichen des Ziels selbiges abhandengekommen.

Hier kannst du aber direkt etwas unternehmen: Nimm dir einfach ein neues spannendes Projekt vor, das dich nebenbei beim Erhalt deines Wunschgewichts unterstützt. Keine Sorge, das bedeutet jetzt nicht, dass du gleich wieder eine Diät machen musst. Im Gegenteil: Auch wenn du weiter abnehmen möchtest, kann es sinnvoll sein, eine Pause zu machen, dein Gewicht bewusst eine Weile zu halten, bevor du weitere Pfunde in Angriff nimmst, damit dein Stoffwechsel sich langsam wieder an nicht reduzierte Ernährung gewöhnt.

Wenn ich also von einem neuen Projekt spreche, meine ich etwas, was dir dabei helfen könnte, das Gewicht zu halten und die neuen Verhaltensweisen stabiler werden zu lassen, während du gleichzeitig etwas spannendes Neues erlebst. Etwas, das dich obendrein dein neues Körper- und Lebensgefühl in jeder Faser richtig spüren lässt. Du hast dein erstes Vorhaben geschafft – und genau deshalb hast du jetzt die Möglichkeit, viele neue aufregende Dinge zu erleben.

Setze also noch einmal deine »Superheldenmaske« auf und überlege, ob es in Sachen Bewegung oder Ernährung etwas gibt, was du reizvoll finden könntest.

Falls du nicht weiter abnehmen willst, könnte das zum Beispiel das Erlernen einer neuen Sportart sein. Das Anmelden in einem Fitnessstudio oder das Installieren einer Fitness-App, die dich dabei unterstützt, dich mehr zu bewegen. Wie gesagt: Selbst ein paar Minuten täglich bringen sehr viel. Wie im vorigen Kapitel vorgeschlagen, wäre es vielleicht eine Möglichkeit, dich mit einer neuen, grundsätzlich eher kalorienarmen Art zu kochen zu beschäftigen, einen entsprechenden Kochkurs zu belegen, dich mit intuitivem Essen zu befassen. Vielleicht gibt es auch etwas, was du schon immer mal ausprobieren wolltest, woran dich dein Gewicht aber gehindert hat. Gar nicht unbedingt, weil es tatsächlich ein Hindernis war, sondern weil du dich damit unwohl gefühlt hast: Sportarten wie Reiten, Tanzen oder

Ballett beispielsweise. Oder nimm dir vor, einmal die Woche deinen »intuitiven Vorratsschrank« mit Neuem zu füllen – am besten richtest du dir dafür einen Alarm auf deinem Handy ein. Oder mach jeden Tag eine der Übungen aus diesem Buch.

Such dir was aus, aber bleib nicht untätig. Wenn du nicht nur deinen Körper regelmäßig bewegst, sondern dich auch in Sachen Ernährung weiter engagierst, verringerst du die Gefahr enorm, dass du sofort in Richtung Jo-Jo-Effekt steuerst. Wenn dein Geist hier in Bewegung bleibt, stehen die Chancen gut, dass dein Körper folgt. Und, wie du weißt, umgekehrt ganz genauso.

Nun kann es trotzdem sein, dass alte, ungesunde und potenziell dick machende Gewohnheiten wieder die Finger nach dir ausstrecken. Manchmal sind sie wie ein zerschlissenes altes Sofa, in dem obendrein noch die Motten sitzen: Es passt eigentlich nicht mehr zur Einrichtung drum herum, man spürt die Federn durch den Sitz, aber aus irgendeinem Grund hängen wir dran. Ein Freund aus Saarbrücken hat mir kürzlich erzählt, dass die früher hochfrequentierte Mainzer Straße nun verkehrsberuhigte Zone ist. Ich erinnere mich noch gut daran, wie ich jedes Mal Angst hatte, überfahren zu werden, wenn ich sie überqueren musste. Nun hat man begrünte Inseln eingebaut, die Durchfahrt ist nur noch Radfahrern erlaubt, Cafés haben mitten auf der Straße ihre Bestuhlung. Mein Freund sitzt nun jeden Morgen da, trinkt seinen Kaffee, genießt die Ruhe und diese wunderschöne Straße. Aber obwohl man die Veränderung als echte Bereicherung sehen kann, gibt es nicht nur Fans – es gibt sogar sehr viele Gegner der Verkehrsberuhigung. Diese Leute sind aufgebracht und beschweren sich, dass sie nun nur auf verwinkelten Umwegen zur Autobahn kommen. Wenn sie könnten, würden sie immer noch den alten Weg nehmen. Was daraus spricht, ist die Angst, sich nicht mehr auszukennen. Früher war zwar eigentlich überhaupt nichts besser, nur anders. Aber es war bekannter, und das gab den Menschen Sicherheit. Erst, wenn sie sich an die neuen Wege gewöhnt haben, kehrt diese Sicherheit zurück.

Der alte Weg zur Autobahn durch die Mainzer Straße war für diese Leute wie eine viel benutzte neuronale Verknüpfung im Gehirn. Sie hat sich hundertfach bewährt und wird darum bevorzugt aktiviert. Ein neuer Weg sorgt dagegen erst mal für Chaos. Man muss ihn suchen. Es gibt noch keine bestehenden Verknüpfungen, und sie zu etablieren fühlt sich im ersten Moment anstrengend an. Erst, wenn erste Verbindungen stehen, sinkt der Widerstand, und Ruhe kehrt ein. Und irgendwann kann man sich kaum vorstellen, dass einmal alles ganz anders war. So wird das auch in Saarbrücken mit den Ablehnern der Verkehrsberuhigung in der Mainzer Straße sein: Eines Tages werden sie ganz selbstverständlich ihren neuen Weg einschlagen. Oder vielleicht gar kein Auto mehr fahren. Und stattdessen im Café mit meinem Kumpel den Morgenkaffee genießen.

Nun gibt es bei der Mainzer Straße einen Vorteil: Die Leute waren gezwungen, sich eine neue Route zu suchen, weil die alte vollständig versperrt war. Bei deinen alten Gewohnheiten kann das etwas anders sein, denn niemand versperrt dir den Weg zu Chips und Pommes oder treibt dich morgens zum Joggen aus dem Haus. Je kürzer du die Diät oder das Sportprogramm durchgezogen hast, umso geringer ist die Wahrscheinlichkeit, dass die neuen Verhaltensweisen sich bereits als stabile neuronale Verknüpfungen eingeschliffen haben und echte Gewohnheiten geworden sind. Die alten Gewohnheiten liegen darum noch immer irgendwo auf der Lauer und warten auf ihre Gelegenheit, sich wieder breitzumachen.

Du erinnerst dich: Unsere Essgewohnheiten haben nicht nur etwas damit zu tun, uns satt zu machen, sondern sie erfüllen häufig auch viele andere Aufgaben. Damit deine Ernährungsumstellung beziehungsweise Verhaltensänderung unter diesen

Voraussetzungen nicht nur ein temporärer Erfolg bleibt und du bald wieder ratlos auf eine viel zu hohe Ziffer auf der Waage schaust, kannst du aber einiges tun.

DER SINN DER GEWOHNHEITEN – UND WIE DU UNGÜNSTIGE ENTSCHÄRFST

Du hast bereits gesehen, dass wir alle im Laufe unseres Lebens lernen, Essen nicht nur mit dem Stillen von Hunger zu verbinden. Stattdessen kann es viele weitere Aufgaben erfüllen und für dich eine über die Nahrungsaufnahme hinausgehende Belohnung bereithalten. Es kann zum Beispiel Trost und Geborgenheit spenden. Langeweile überbrücken. Mit guter Laune oder guter Gesellschaft verknüpft sein. Es kann Entspannung vermitteln. Das Bedürfnis nach einer kleinen genussvollen Pause erfüllen. Verlegenheit überspielen, wenn man zum Beispiel auf einer Party oder in einem Meeting zu den bereitgestellten Keksen greift. Zur Erinnerung: All das steckt nicht im jeweiligen Nahrungsmittel oder dem jeweiligen Gericht, sondern ist lediglich über einen Lernprozess damit verknüpft. Solch eine Extrabelohnung für unsere Psyche ist ein zentrales Merkmal aller Angewohnheiten – und ein Grund für ihre Hartnäckigkeit.

Das jeweilige Essen oder die jeweilige Mahlzeit ist in solchen Fällen zu einem hypnotischen Anker geworden: Mit dem Verzehr stellt sich die erwünschte »Nebenwirkung« mit ein. Das kann es sehr schwer machen, Ernährungsgewohnheiten dauerhaft zu ändern. Denn wenn du dir ein bestimmtes Nahrungsmittel oder ein damit verbundenes Ritual verkneifst – wie etwa den Nachmittagskaffee mit süßer Begleitung oder das Dessert nach der Hauptmahlzeit –, bekommst du auch den damit verbundenen Mehrwert nicht. Jedenfalls nicht, solange du nicht für Ersatz sorgst. Das beschert dir ein unbefriedigendes Gefühl des Defizits. Und solche unangenehmen Gefühle sabotieren deinen nachhaltigen Erfolg.

Erschwerend kommt hinzu, dass der Griff zum Snack automatisiert ist: In einer bestimmten Situation greifst du wie ferngesteuert zu bestimmten Snacks. Unser Gehirn speichert solche Gewohnheiten in den Basalganglien, das ist eine neuronale Region, die sogar Fische und Reptilien besitzen. Die Basalganglien können nicht zwischen guten und schlechten Gewohnheiten unterscheiden. Stattdessen versuchen sie, jedes wiederkehrende Verhaltensmuster zu einer Gewohnheit zu machen. Das tun sie natürlich nicht, damit wir uns Übergewicht anfuttern, sondern um uns das Leben zu erleichtern. Zwischen gut und schlecht unterscheiden kann nur unser bewertender Verstand, aber der wird nicht zurate gezogen. Sobald der gelernte Reiz auftaucht, befehlen die Basalganglien uns, aktiv zu werden – nicht nur, aber auch, weil sie dir die Extrabelohnung verschaffen wollen.

Manchmal kann es hier schon helfen, für einen kleinen Störimpuls zu sorgen, der uns kurz irritiert und aus dem Automatismus »aufweckt«, wenn unsere Basalganglien uns aus alter Tradition den Trampelpfad zum Kühlschrank oder Snackvorrat haben einschlagen lassen, ohne dass wir es merken.

MEIN Q-TIP(P): QUIT TAKING IT PERSONAL
Ich habe als »Störsender« inzwischen an einschlägigen Stellen unserer Wohnung Wattestäbchen mit Klebeband fixiert. Auf Englisch heißt ein Wattestäbchen, wie du sicher weißt, Q-tip. Und das Wort Q-tip kann man wieder als Akronym lesen. Quit taking it personal: Nimm es nicht persönlich! Das bedeutet in diesem Fall: Du bist nicht gemeint. Es bist nicht du selbst, der oder die hier zum Kühlschrank getrabt ist. Es war dein Gehirn auf Autopilot. In diesem Augenblick kannst du das Steuer wieder übernehmen und bewusst entscheiden: Will *ich* das hier wirklich essen? Oder will *ich* eigentlich was ganz anderes? Empfehlenswert ist es, jetzt eine der Übungen zur Aktivierung des

Vagus zu machen (siehe Kapitel vier). In vielen Fällen wirst du dann die Kühlschranktür sofort wieder schließen – und etwas anderes machen. Was das sein könnte? Lies weiter bis zur nächsten Übung.

Zu jeder Gewohnheit merkt sich unser Gehirn den entsprechenden Auslösereiz. Wenn du beim »Tatort« dein halbes Leben lang jedes Mal eine Tüte Chips verdrückt hast, reichen auch nach der Diät schon die ersten Töne des Vorspanns, um dich wie hypnotisiert zum Vorratsschrank zu ziehen. Das Problem dabei: Einmal erworbene Gewohnheiten können wahrscheinlich nie vollständig gelöscht werden. Zum Glück kannst du mit ihnen etwas anderes tun: Du kannst sie umprogrammieren.

Spürst du also in gewissen Situationen den unwiderstehlichen Impuls, zu »Altbewährtem« zu greifen, etwa zu Snacks und Süßigkeiten, einem Bier oder einem Latte Macchiato, besteht die Kunst darin, diese wiederkehrenden Situationen zu identifizieren, herauszufinden, was es genau ist, was du mit dem Griff zum Snack/zur Süßigkeit/zum Getränk verbindest. Und dann dafür zu sorgen, dass du dieses Etwas bekommst, auch ohne dass du etwas Ungesundes oder Dickmachendes essen musst. Du behältst deine Belohnung, aber modifizierst deine Gewohnheit so, dass sie dir guttut. Und dazu kommen wir jetzt.

DER GEWOHNHEITSTRANSFORMATOR
Werde zur Detektivin beziehungsweise zum Detektiv in eigener Sache. Zur Vorbereitung halte während des Tages dein Notizbuch und einen Stift immer griffbereit. Stelle dir außerdem ein

großes Glas Wasser hin oder nimm eine Wasserflasche mit. Mache ansonsten alles wie immer. Arbeite wie gewohnt. Gehe deinen Freizeitbeschäftigungen nach. Tu, was du immer tust.

Schritt eins: Finde deinen Gewohnheitsauslöser

Deine Aufgabe ist es nun erst einmal, genau zu beobachten, wann du einen Impuls verspürst, etwas »außer der Reihe« zu essen.

Greife in diesem Moment zunächst zu deinem Glas Wasser. Trinke das Wasser konzentriert und in kleinen Schlucken. Spüre, wie es kühl über deine Zunge rinnt.

Das Glas Wasser schiebt auf diese Weise einen Moment des Innehaltens zwischen dich und deinen Essimpuls. So verhinderst du nicht nur, sofort zum Snack zu greifen, sondern du bekommst auch die Gelegenheit zum Nachdenken.

Nimm dann dein Notizbuch und schreibe auf, was du unmittelbar vor dem Essimpuls getan und wie du dich gefühlt hast. Irgendwo in dieser Situation ist der Auslöser für deinen Impuls versteckt. Ein paar Beispiele, die Auslöser sein können:

- Du hast gearbeitet und kamst irgendwie gerade nicht weiter.
- Dir war langweilig.
- Du hast dir einen Kaffee oder Tee gemacht.
- Du fühltest dich beobachtet.
- Du hast zu Mittag gegessen.
- Du triffst dich mit jemandem.
- Du bist müde geworden.
- Es ist Nachmittag, und zwar genau die Zeit, zu der du vor der Diät immer ein Eis gegessen hast.

Schritt zwei: Identifiziere die Extrabelohnung

Frage dich: Was bekomme ich – abgesehen von dem bestimmten Nahrungsmittel –, wenn ich dem Impuls, etwas zu essen, nachgebe?

Möglich sind hier zum Beispiel:
- eine kurze Pause
- Zerstreuung und Ablenkung
- ein Plausch mit den Kollegen in der Büroküche
- das Gefühl, dir selbst etwas Gutes zu tun
- eine um Dessertlänge verlängerte Mittagspause
- Nervositätsabbau, wenn du beim TV-Krimi auf etwas herumkaust
- etwas zu tun

Schreibe alles auf, was zutreffen könnte.

Schritt drei: Ein günstigeres Verhalten finden
Überlege dir, womit du deine Extrabelohnung möglichst kalorienfrei oder kalorienarm ebenfalls erreichen könntest. Schreibe auch hier alles auf, was dir einfällt, damit du es bei Bedarf parat hast.

Brauchst du eine Pause, musst du dafür keinen Keks verzehren, sondern könntest stattdessen einfach eine Runde um den Block gehen. Ist es eine Gewohnheit, sich mit Freunden immer zu Kaffee und Kuchen zu treffen, kannst du vorschlagen, dass ihr euch zum Spaziergang verabredet. Wenn du die Chips beim »Tatort« zum Spannungsabbau brauchst, kannst du dir rechtzeitig vor der Sendung Gemüsesticks oder Obststückchen vorbereiten, die dir den gleichen Effekt kalorienärmer bieten. Alternativ kannst du es zum Beispiel auch mit dem Grimassenschneiden (Kapitel vier) probieren – das baut völlig kalorienfrei Stress ab. Liebst du dein Kaffee-und-was-Süßes-dazu-Ritual am Nachmittag, kannst du die Süßigkeit ganz einfach entschärfen – statt Kuchen tut es vielleicht eine Banane oder ein Joghurt mit Früchten. Vielleicht geht es auch vorrangig um die damit verbundene Pause – dann kannst du es auch mal nur mit Kaffee probieren, statt gleich das ganze Ritual zu streichen. Naschst du immer, wenn du bei der Arbeit ins Stocken gerätst? Dann geht es wahrscheinlich ebenfalls um eine Pause, damit sich das Gehirn entknoten kann – wie wäre es statt Nascherei mit einer Atemübung oder einer Übung aus der Fitness-App?

Schritt vier: Das unerwünschte Verhalten ersetzen

Sobald du etwas gefunden hast, was dir aller Voraussicht nach den gleichen angenehmen Bonus verschafft wie das ungünstige Verhalten: Probiere es aus, wenn du das nächste Mal den unerwünschten Essimpuls verspürst.

Greife dann erst einmal wieder zu deinem Glas Wasser, das du in langsamen Schlucken austrinkst (oft hilft übrigens bereits das), und belohne dich dann selbst wie geplant.

Jedes Mal, wenn du so die alten Routinen erfolgreich bezwingst, machst du hinter die neue Routine in deiner Liste einen Smiley.

Mit jedem Smiley mehr hast du die neuronale Spur in deinem Gehirn gestärkt, die deine alte Gewohnheit umformt.

Schon nach ein paar Wochen sollte sich das neue Verhalten automatisiert und das alte ersetzt haben.

Noch etwas: Natürlich ist es auch möglich, dass du in einigen Fällen ganz einfach hungrig bist, wenn du den Impuls verspürst, etwas zu essen. Aber auch für diesen Fall kannst du vorsorgen – und dir bereits vorher kalorienarme gesunde Kleinigkeiten aus deinem »intuitiven Vorratsschrank« (Kapitel drei) vorbereiten, damit sie sofort zugänglich sind und du nicht nur deshalb zum Ungesunden greifst, weil es schneller geht. So wird auch der Griff zu diesen Alternativen mit der Zeit zur neuen Gewohnheit.

Ein wundervoller Kinderbuchklassiker des Künstlers Leo Lionni hat mich auf ein weiteres lustiges Gedankenexperiment gebracht, das dir ebenfalls helfen kann, neue Gewohnheiten in deinem Leben zu verfestigen und alte nach und nach loszuwerden. Im Buch »Pezzettino« geht es um ein kleines würfelförmiges Wesen, das »Pezzettino« heißt, so lautet auch der Titel des Buches. Pezzettino ist italienisch und bedeutet »Stückchen«. Pezzettino glaubt, ein Teil von irgendetwas oder irgendjemand Größerem zu sein, und macht sich auf den Weg, um herauszufinden, zu was oder wem es eigentlich gehört. Bis es auf seiner Reise herausfindet, dass es bereits ganz vollständig ist, weil es selbst aus vielen kleinen Teilen zusammengesetzt ist.

Mit dieser kleinen Geschichte im Hinterkopf kommen wir nun zum Experiment:

DAS FAULE, VERFRESSENE STÜCK

Stell dir vor, es gibt ein Stück von dir, dem es vollkommen egal ist, wie viel du wiegst und wie du aussiehst. Dieser Teil von dir hält absolut nichts von Sport und stopft sich am liebsten ständig Leckereien in den Mund.

Frage dich zunächst: Wie sieht er aus? Ist er ein kleiner Kobold? Ein Zwerg? Ein kleines Monster? Ein Tier? Sieht er aus wie Donald Duck, Garfield oder ein anderer bekannter Charakter? Dann stell dir vor, wie es in dem Bereich in dir wohl aussieht, wo dieser kleine faule und verfressene Teil von dir residiert. Liegt er vielleicht den ganzen Tag in einer Hängematte und schaut Sitcoms? Hast du ihn in einem Keller eingesperrt, aus dem er unbedingt rausmöchte, weshalb er dir ständig im Ohr hängt und brüllt: »Lass mich raus, lass mich raus, ich hab Hunger!«? Verbringt er in einem Luxusappartment Tag und Nacht im Bett, macht Computerspiele und isst und isst und isst?

Deine Aufgabe ist es nun, mit diesem Teil in dir Frieden zu schließen und ihm etwas Sinnvolles zu tun zu geben. Hole ihn also aus seinem derzeitigen Aufenthaltsort heraus. Vielleicht protestiert er, vielleicht freut er sich, dass er endlich Gehör findet und aus dem ungemütlichen Keller herauskommt.

Was er noch nicht weiß, ist, was ihn jetzt erwartet!

Denn ab sofort ist dieses »faule, verfressene Stück« dein persönlicher Ernährungsassistent. Du bindest ihm eine Schürze um und baust ihm eine Küche. Die großartigste Hightech-Küche, die du dir vorstellen kannst. Oder auch eine Old-School-Landhausküche, ganz egal. Packe deinem »faulen Stück« den Kühlschrank voll mit ausschließlich gesunden Sachen. Gib ihm einen Herd mit jeder Menge Kochfeldern und allem, was man sonst so braucht.

Und dann?

Dann bringst du ihm das Kochen bei. Zeigst ihm, wie gesunde Lebensmittel schmecken. Und bestellst bei ihm neue gesunde Gerichte, die du lange mal ausprobieren wolltest.

Wetten, dass ihr bald ziemlich dicke – pardon: gute – Freunde werdet?

NACHWORT

KINDERLEICHT IN DIE ZUKUNFT

Liebe Leserin,
lieber Leser,

zum Abschluss möchte ich dir noch etwas mitgeben. Ein Gefühl, das dich immer dann aufrichten kann, wenn du es gerade am nötigsten hast. Nimm dazu bitte noch einmal dein Notizbuch zur Hand. Nun schneide ein paar wilde Grimassen, wie ich es dir in Kapitel vier zur Aktivierung des Vagusnervs vorgeschlagen habe. Zieh die Augenbrauen hoch, den Mund in die Breite, streck die Zunge raus, wackel mit den Ohren und der Nase. Mach das so lange, bis du über dich selbst lachen musst.
Dann frage dich:
Was habe ich als Kind manchmal für einen »Unsinn« gemacht, der mir unendlichen Spaß bereitet hat?
Ich setze »Unsinn« absichtlich in Anführungszeichen, denn als »Unsinn« bezeichnen Erwachsene oft das Spiel der Kinder – nur, weil sie es nicht (mehr) verstehen. Für die Kinder ergibt der »Unsinn« in ihrem Spiel aber sehr viel Sinn. Mehr noch: Wenn du dir den Sinn dafür erhältst, »Unsinn« zu machen, kann das in deinem Leben ein Licht sein, das alles, was du tust, in einen wunderbaren Schimmer taucht. Darum: Erinnere dich an den wunder- und sinnvollen »Unsinn«, den du als Kind gemacht hast. Schreibe ihn auf. Und dann mach die Augen zu und fühle dich wieder wie damals.

Spüre dieses kostbare Gefühl.
Es ist da, wann immer du es brauchst.
In diesem Sinne viel Freude auf dem Weg in eine kinderleichte
Zukunft!

Herzlich
Dein Jan Becker

LITERATURVERZEICHNIS

Abel, Millicent H.: *An Empirical Reflection on the Smile.* Edwin Mellen Press, 2002

Alam, Murad; Barrett, Karen C. et al.: Botulinum toxin and the facial feedback hypothesis: can looking better make you feel happier? In: *Journal of the American Academy of Dermatology,* 58(6), 1061–1072, 2008

Becker, Jan: *Du wirst tun, was ich will. Hypnose-Techniken für den Alltag.* Piper 2012

Becker, Jan: *Das Geheimnis der Intuition. Wie man spürt, was man nicht wissen kann.* Piper 2014

Becker, Jan: *Du kannst schaffen, was du willst. Die Kunst der Selbsthypnose.* Piper 2015

Becker, Jan: *Nichtraucher in 120 Minuten.* Piper 2016

Becker, Jan: *Du kannst schlank sein, wenn du willst.* Piper 2017

Becker, Jan: *Entspannt schaffst du alles!* Piper 2018

Becker, Jan: *Du kannst Wunder vollbringen. Finde dein magisches Glück.* Piper 2020

Berk, Lee; Prowse, Michelle et al.: Humor-associated laughter affects appetite hormones. In: *The FASEB Journal,* 24(S1), 996, 2010

Bergland, Christopher: How Self-Initiated Laughter Can Make You Feel Better – Laughter triggers a chain reaction that can make you happier and healthier. In: *Psychology Today (online),* 2016, im Netz bei Drucklegung abrufbar unter: www.psychologytoday.com/us/blog/the-athletes-way/201609/how-self-initiated-laughter-can-make-you-feel-better

Brioli, Pablo; Petty, Richard E. et al.: Body posture effects on self-evaluation: A self-validation approach. In: *European Journal of Social Psychology,* 39(3), 1053–1064, 2009

Buchowski, Maciej; Majchrzak, K.M. et al.: Energy expenditure of genuine laughter. In: *International Journal of Obesity,* 31(1), 131–137, 2007

Clark, Brian C.; Mahato, Niladri K. et al.: The power of the mind: the cortex as a critical determinant of muscle strength/weakness. In: *Journal of Neurophysiology,* 112(12), 3219–3226, 2014

Coué, Emile: *Autosuggestion. Wie man die Herrschaft über sich selbst gewinnt.* AT Verlag 2012

Delgado, Mauricio R.; Nystrom, Leigh E. et al.: Tracking the hemodynamic responses to reward and punishment in the striatum. In: *Journal of Neurophysiology*, 84(6), 3072–3077, 2000

Duhigg, Charles: *Die Macht der Gewohnheit.* Berlin Verlag 2012

Duhigg, Charles: *Smarter, schneller, besser.* Redline 2017

Eckner, Constantin: The Brain at Work – How Two Germans Want to Change Football. In: *The Set Pieces*, im Netz bei Drucklegung abrufbar unter: thesetpieces.com/interviews/brain-work-two-germans-want-change-football/

Epel, Elissa S.; McEwen, Bruce et al.: Stress and Body Shape: Stress-Induced Cortisol Secretion Is Consistently Greater Among Women With Central Fat. In: *Psychsomatic Medicine*, 62(5), 623–632, 2000

Epel, Elissa S.; Lapidus, Rachel et al.: Stress may add bite to appetite in women: a laboratory study of stress-induced cortisol and eating behavior. In: *Psychoneuroendocrinology*, 26(1), 37–49, 2001

Ganschow, Lena; Böhne, Andrea; Schadwinkel, Alina: Schokolade und ihre Wirkung. In: *Planet Wissen*, im Netz bei Drucklegung abrufbar unter: www.planet-wissen.de/gesellschaft/lebensmittel/schokolade/pwieschokoladeundihrewirkung100.html

Golec de Zavala, Agnieszka; Lantos, Dorottya et al.: Yoga poses increase subjective energy and state self-esteem in comparison to »Power Poses«. In: *Frontiers in Psychology*, 8:752, 2017

Greene, Celeste M.; Morgan, Jennifer Craft et al.: Evaluation of a Laughter-based Exercise Program on Health and Self-efficacy for Exercise. In: *The Gerontologist*, 57(6), 1051–1061, 2017

Guang, Yao; Kang, Lei et al.: Effective weight control via an implanted self-powered vagus nerve stimulation device. In: *Nature Communications*, 9 (article no. 5349), 2018

Heckhausen, Heinz; Gollwitzer, Peter M.: Thought contents and cognitive functioning in motivational versus volitional states of mind. In: *Motivation and Emotion.* 11(2), 101–120, 1987

Henderson, Julie: *Das Buch vom Summen.* AJZ Druck & Verlag, 2005

Hirschi, Gertrud: *Moment mal! Neue Lebensfreude mit Mudras, Mantras und Meditation.* Königsfurt Urania 2013

Jansen, Esther; Mulkens, Sandra; Jansen, Anita: Do not eat the red food!:

Prohibition of snacks leads to their relatively higher consumption in children. In: *Appetite*, 49(3), 572–577, 2007

Kalyani, Bangalore G.; Venkatasubramanian, Ganesan: Neurohermodynamic correlates of »Om« chanting: A pilot functional magnetic resonance imaging study. In: *International Journal of Yoga*, 4(1), 3–6, 2011

Keita, Umejima; Takuya, Ibaraki et al.: Paper Notebooks vs. Mobile Devices: Brain Activation Differences During Memory Retrieval. In: *Frontiers in Behavioral Neuroscience* (online), 2021

Kerr, Steven; Landauer, Steffen: Using stretch goals to promote organizational effectiveness and personal growth: General Electric and Goldman Sachs. In: *Academy of Management Executive*, 18(4), 2004

Kistenmacher, Alina; Goetsch, Jakob et al.: Psychosocial stress promotes food intake and enhances the neuroenergetic level in men. In: *Stress*, 21(6), 538–547, 2018

Klarer, Melanie; Arnold, Myrtha et al.: Gut Vagal Afferents Differentially Modulate Innate Anxiety and Learned Fear. In: *Journal of Neuroscience*, 34(21), 7067–7076, 2014

Kok, Bethany E.; Coffey, Kimberly A. et al.: How positive emotions build physical health: perceived positive social connections account for the upward spiral between positive emotions and vagal tone. In: *Psychological Sciene*, 24(7), 2013

Kozhevnikov, Maria; Elliott, James et al.: Neurocognitive and Somatic Components of Temperature Increases during g-Tummo Meditation: Legend and Reality. In: *PLOS One*, 8(3), 2013

Lally, Philippa; Van Jaarsveld, Cornelia H. M. et al.: How are habits formed: modelling habit formation in the real world. In: *European Journal of Social Psychology*, 40(6), 998–1009, 2009

Latham, Gary P.; Mitchell, Terence R. et al.: Importance of participative goal setting and anticipated rewards on goal difficulty and job performance. In: *Journal of Applied Psychology*, 63(2), 163–171, 1978

Leinninger, Gina M.; Young-Hwan, Jo et al.: Leptin Acts via Leptin Receptor-Expressing Lateral Hypothalamic Neurons to Modulate the Mesolimbic Dopamine System and Suppress Feeding. In: *Cell Metabolism*, 10(2), 89–98, 2009

Leotti, Lauren A.; Iyengar, Sheena S. et al.: Born to choose: the origins and value of the need for control. In: *Trends in Cognitive Sciences*, 14(10), 457–463, 2010;

Locke, Edwin A.; Gary P. Latham (Hg.): *New developments in goal setting and task performance.* Routledge 2013

Marniemi, Jukka; Kronholm, E. et al.: Visceral fat and psychosocial stress in identical twins discordant for obesity. In: *Journal of Internal Medicine,* 251(1), 35–43, 2002

Massolt, Elske T.; Van Haard, Paul M. et al.: Appetite suppression through smelling of dark chocolate correlates with changes in ghrelin in young women. In: *Regulatory Peptides,* 161(1–3), 81–86, 2010

Mendoza, Dwight; Wichman, Harvey: Inner darts: Effects of mental practice on performance of dart throwing. In: *Perceptual and Motor Skills,* 47, 1195–1199, 1978

Miller, Kai J.; Schalk, Gerwin et al.: Cortical activity during motor execution, motor imagery, and imagery-based online feedback. In: *Proceedings of the National Academy of Sciences,* 107(9), 4430–4435, 2010

Minvaleev, Rinad S.; Nozdrachev, A. D. et al.: Postural influences on the hormone level in healthy subjects. In: *Human Physiology,* 30(4), 452–456, 2004

Neal, David T.; Chartrand, Tanya L.: Embodied emotion perception. Amplifying and dampening facial feedback modulates emotion perception accuracy. In: *Social Psychological and Personality Science,* 2(6), 673–678, 2011

Nedeltcheva, Arlet V.; Kilkus, Jennifer M. et al.: Insufficient sleep undermines dietary efforts to reduce adiposity. In: *Annals of Internal Medicine,* 153(7), 435–441, 2010

Oettingen, Gabriele: *Die Psychologie des Gelingens.* Droemer 2017

Pearl, Rebecca L.; Puhl, Rebecca M. et al.: Differential effects of weight bias experiences and internalization on exercise among women with overweight and obesity. In: *Journal of Health Psychology,* 20(12), 1626–1632, 2014

Peters, Achim: *Warum haben wir bei Stress mehr Lust auf Süßes?* In: *Spektrum (online),* 2014, im Netz bei Drucklegung abrufbar unter www.spektrum.de/frage/warum-haben-wir-bei-stress-mehr-lust-auf-suesses/1296043

Pink, Daniel H.: *Drive: Was Sie wirklich motiviert,* Ecowin 2010

Puhl, Rebecca M.; Himmelstein, Mary S. et al.: Internalizing Weight Stigma: Prevalence and Sociodemographic Considerations in US Adults. In: *Obesity,* 26(1), 167–175, 2018

Ranganathan, Vinoth K., Siemionow, Vlodek et al.: From mental power to muscle power – gaining strength by using the mind. In: *Neuropsychologia*, 42(7), 944–956, 2004

Riskind, John H.; Gotay, Carolyn C.: Physical posture: Could it have regulatory or feedback effects on motivation and emotion? In: *Motivation and Emotion*, 6(3), 273–298, 1982

Ryding, Erik; Brådvik, Björn et al.: Changes of regional cerebral blood flow measured simultanously in the right and left hemisphere during automatic speech and humming. In: *Brain: A Journal of Neurology*, 110(5), 1345–1358, 1987

Saddawi-Konefka, Daniel; Baker, Keith et al.: Changing resident physician studying behaviors: A randomized, comparative effectiveness trial of goal setting versus use of WOOP. In: *Journal of Graduate Medical Education*, 9(4), 451–457, 2017

Sitkin, Sim B.; See, Kelly E. et al.: The paradox of stretch goals: Organizations in pursuit of the seemingly impossible. In: *Academy of Management Review*, 26(3), 544–566, 2011

Van der Meer, Audrey L.; Van der Weel, F. R. (Ruud): Only Three Fingers Write, but the Whole Brain Works: A High-Density EEG Study Showing Advantages of Drawing Over Typing for Learning. In: *Frontiers in Psychology*, 8(706), 2017

Van Tulleken Christoffer; Tipton, Michael et al.: Open water swimming as a treatment for major depressive disorder. In: *BMJ Case Reports*, 2018

Weitzberg, Eddie; Lundberg, Jon O. N.: Humming Greatly Increases Nasal Nitric Oxide. In: *American Journal of Respiratory and Critical Care Medicine*, 166 (2), 144–145, 2002

VERZEICHNIS DER ÜBUNGEN

ANMERKUNGEN

1 Ich verwende in diesem Buch den umgangssprachlichen Begriff »Unterbewusstsein« statt des fachlichen Terminus des Unbewussten, weil ich ihn als anschaulicher empfinde.

2 Dass viele Frauen vor der Menstruation trotzdem zunehmen, hat vor allem mit Wassereinlagerungen aufgrund hormoneller Veränderungen zu tun. Diese Gewichtszunahme verschwindet mit dem Einsetzen der Menstruation. Allerdings können hormonelle Gründe auch zu Heißhungerattacken führen – daraus resultierende Polster schmelzen leider nicht so leicht wieder dahin.

3 Falls du neugierig geworden bist, kannst du diese leicht zu lernende Übung in meinem Buch »Du kannst schaffen, was du willst« nachlesen.

4 Solltest du von Magie fasziniert sein: In meinem Buch »Du kannst Wunder vollbringen. Finde dein magisches Glück« zeige ich dir die vollkommen realen Hintergründe von Wundern und Magie und wie du mit ihrer Hilfe tatsächlich dein Leben verzaubern kannst.

5 Die ganze Geschichte kannst du in meinem Buch »Entspannt schaffst du alles!« nachlesen, ebenfalls im Piper Verlag erschienen.

6 Falls du neugierig geworden bist: Die ganzen Geschichten liest du in meinem Buch »Du kannst Wunder vollbringen. Finde dein magisches Glück«, erschienen 2020 im Piper Verlag.

7 Wenn du mehr zu Themen wie Wunder, Synchronizitäten und realer Magie im täglichen Leben erfahren möchtest, lege ich dir mein Buch »Du kannst Wunder vollbringen. Finde dein magisches Glück« ans Herz.

8 Vielleicht erinnert dich diese Aufzählung an die bekannten S. M. A. R. T.-Ziele, die arbeitspsychologisch sehr gut untersucht sind. Diese Ähnlichkeit ist kein Zufall, denn ich habe mich davon inspirieren lassen. S. M. A. R. T. steht für *specific* (spezifisch), *measurable* (messbar), *action-driven* (auf Aktion ausgerichtet), *relevant* und *timebound* (an einen Termin gebunden). S. M. A. R. T.-Ziele haben sich in Untersuchungen immer wieder als motivierend und leistungsstei-

gernd herausgestellt. Allerdings nur dann, wenn sie einem höheren Ziel untergeordnet sind, mit dem der Ausführende einen Sinn verbindet. Wenn sie zum Selbstzweck werden, verlieren sie ihr Potenzial. Das S. M. A. R. T.-Konzept fand ich immer interessant, aber mir hat dabei etwas Entscheidendes gefehlt. Eines Tages ging mir auf, was es ist: das emotionale Engagement – und damit Spaß, Genuss und Neugier –, die ich in meinem W. U. N. D. E. R.-Konzept darum hinzugefügt habe.

9 Du kannst alternativ auch die 4-7-8-Atmung aus Kapitel vier machen.

10 Die Details würden hier den Rahmen sprengen, falls du dich dafür interessierst, schau doch mal in mein Buch »Du kannst Wunder vollbringen. Finde dein magisches Glück«.